"六一健康快车"项目专家委员会
北京胡亚美儿童医学研究院　组　编

儿童心理障碍防治丛书
总主编　郑　毅

U0746108

# 儿童抽动症

## 看看专家怎么说

主　编◎崔永华

中国健康传媒集团
中国医药科技出版社

# 内 容 提 要

本书作为儿童心理障碍防治丛书之一，从中西医结合的角度，介绍了抽动症这一常见慢性神经精神障碍的病因、病理生理机制、临床表现到治疗、康复和预后等每个环节的最新进展，同时重点介绍了家长护理的技巧和方法，旨在向家长和教师及基层医务工作者、社会工作者传递有关抽动症的最新理念和信息，以帮助抽动症的患儿家庭尽快走出疾病的困扰。

**图书在版编目（CIP）数据**

儿童抽动症　看看专家怎么说 / 崔永华主编 . —北京：中国医药科技出版社，2019.6

（儿童心理障碍防治丛书）

ISBN 978-7-5214-1090-7

Ⅰ . ①儿… 　Ⅱ . ①崔… 　Ⅲ . ①小儿疾病—神经系统疾病—防治　Ⅳ . ① R748

中国版本图书馆 CIP 数据核字（2019）第 068221 号

**美术编辑**　陈君杞
**版式设计**　南博文化

出版　**中国健康传媒集团** | 中国医药科技出版社
地址　北京市海淀区文慧园北路甲 22 号
邮编　100082
电话　发行：010-62227427　邮购：010-62236938
网址　www.cmstp.com
规格　710 × 1000mm $^1/_{16}$
印张　7 $^1/_4$
字数　96 千字
版次　2019 年 6 月第 1 版
印次　2022 年 9 月第 4 次印刷
印刷　三河市万龙印装有限公司
经销　全国各地新华书店
书号　ISBN 978-7-5214-1090-7
定价　45.00 元

获取新书信息、投稿、为图书纠错，请扫码联系我们。

关注儿童心理健康

促进儿童全面发展

顾秀莲 二〇一九年三月二十日

第十届全国人大常委会副委员长、中国关心下一代
工作委员会主任顾秀莲题词

# 丛书编委会

总　主　编　郑　毅（北京安定医院）

执行总主编　王廷礼（北京胡亚美儿童医学研究院）

编　　　委　（以姓氏笔画为序）

　　　　　　王书荃（中国教育科学研究院）

　　　　　　古桂雄（苏州大学附属儿童医院）

　　　　　　刘　靖（北京大学第六医院）

　　　　　　刘振寰（广州中医药大学附属南海妇产儿童医院）

　　　　　　杜亚松（上海交通大学医学院附属精神卫生中心）

　　　　　　陈飞龙（上海六一儿童医院）

　　　　　　罗学荣（中南大学湘雅二医院）

　　　　　　柯晓燕（南京医科大学附属脑科医院）

　　　　　　高文斌（中国科学院心理研究所）

　　　　　　崔永华（北京儿童医院）

　　　　　　韩新民（江苏省中医院）

学术秘书　周玉明（北京安定医院）

策　　　划　郎亚龙（中国关心下一代工作委员会事业发展中心）

　　　　　　梅　建（中国心理学会心理学标准与服务研究委员会）

统　　　筹　李雷刚（中国关工委事业发展中心"六一健康快车"项目办公室）

　　　　　　陈飞扬（中国关工委事业发展中心"六一健康快车"项目办公室）

工作人员　张　晨　侯晓菊　韩秀兰

# 本书编委会

·····●●●·····

主　　编　崔永华

**副主编**　郑　毅　王素梅

编　委　（以姓氏笔画为序）

　　　　　王　芳　王素梅　刘静然　闫春梅

　　　　　闫俊娟　李　瑛　张纪水　陆小彦

　　　　　郑　毅　闻　芳　崔永华

# 序

　　儿童是家庭的希望、祖国的未来。国家发展，人民幸福，端赖亿万百姓身心健康，尤其是儿童的身心健康。儿童健康，特别是儿童心理健康事关实现中华强国之梦。

　　党中央、国务院高度重视儿童的心理健康问题，特别是党的十八大以来，把儿童心理健康作为一项国家战略，做出了全面和系统部署。习近平总书记2016年3月在中央全面深化改革领导小组第二十二次会议上，讨论《关于加强儿童医疗卫生服务改革与发展的意见》时强调"儿童健康事关家庭幸福与民族未来"。在党的十九大报告中，习总书记语重心长地讲到"加强社会心理服务体系建设，培育自尊自信、理性平和、积极向上的社会心态。"

　　为全面落实党和国家关于儿童心理健康战略，在中国关心下一代工作委员会事业发展中心"六一健康快车"项目专家委员会的组织下，由北京安定医院郑毅教授力邀全国从事儿童心理障碍咨询、评估、诊疗、康复一线的100多位专家，编撰了《儿童心理障碍防治丛书》。这套丛书是在各位专家多年临床经验的基础上，将儿童心理发展规律、家庭对儿童心理发展的影响、儿童心理障碍的表现、诊断与治疗等等一一道来。该书言简意赅，内容通俗易懂，融知识性与科学性为一体，既适用于基层医务人员，又适用于患儿家长，是普及儿童心理健康知识的一套难得的优秀科普类读物。

原国家卫生计生委副主任
中国医药卫生文化协会会长　陈啸宏

2019年5月于北京

# 前　言

心理健康是衡量儿童健康的重要指标，是世界卫生组织提倡的"全面健康理念"的核心。特别是儿童心理健康，是"实施健康中国战略"的基础，是全生命周期健康管理的根基。

据2015年《中国儿童青少年心理健康问题的现状》中强调："在刚刚迈进新世纪之时，回顾上一世纪医学的发展，我们欣喜地看到医学在战胜躯体疾病方面所取得的成就，但我们也痛心地看到精神/心理障碍给人们带来的痛苦、给社会发展和进步造成的阻碍并未得到有效地扼制，精神障碍和自杀已占到中国疾病总体负担的第一位。心理健康受人们重视的程度是与社会的发达程度相关联的。一般来说，社会的发展程度越高，人们所承受的压力越大，心理健康问题越突出。经过二十余年的改革开放，中国在经济建设方面取得了令世人瞩目的成就，人民生活水平已有很大改观。但相应地，人们所承受的心理压力愈来愈大，心理问题越来越多。"

"中国大陆18岁以下未成年人约有3.67亿人，据保守估计，患有各类学习、情绪、行为障碍者约有3000万人。其中，中、小学生心理障碍患病率为21.6%~32.0%，突出表现为人际关系、情绪稳定性和学习适应方面的问题。仅常见的儿童注意缺陷多动障碍的患病率即为5.07%±1.70%，其中北京为5.7%、湖南为6.0%，据估计有30%会发展为成人注意缺陷多动障碍；阅读障碍的患病率在北京为2.9%、湖南为3.3%。大学生中，16.0%~25.4%有心理障碍，以焦虑不安、恐怖、神经衰弱、强迫症状和抑郁情绪为主。根据北京大学精神卫生研究所对北京16所大学学生10年中辍学原因的分析，1982年以前主要为传染性疾病，而1982年以后则以精神障碍为主。并且，心理问题有上升的趋势。如北京大学精神卫生研究所的研究表明：1984年北京地区儿童行为问题患病率为8.3%，1993年为10.9%，1998年全国十二城市的儿童行为问题患病率为13.4%，2002年北京中关村地区部分重点小学儿童行为问题患病率为18.2%，并且主要以焦虑、抑郁等神经症行为的增多为主。"

党中央、国务院十分重视儿童心理健康。2012年，党的十八大提出"健康是促进人的全面发展的必然要求"。

习近平总书记在2016年全国卫生与健康大会上指出："没有全民健康，就没有全面小康。要把人民健康放在优先发展的战略地位……要重视少年儿童健康，全面加强幼儿园、中小学的卫生与健康工作，加强健康知识宣传力度，提高学生主动防病意识……要加大心理健康问题基础性研究，做好心理健康知识和心理疾病科普工作，规范发展心理治疗、心理咨询等心理健康服务。"党的十九大报告中指出："100%精神专科医院设立心理门诊，40%二级以上综合医院开设心理门诊。培育发展一批社会心理服务专业机构，为大众提供专业化、规范化的心理健康服务。"

2016年8月，中共中央、国务院在印发的《"健康中国2030"规划纲要》中指出："加强心理健康服务体系建设和规范化管理。加大全民心理健康科普宣传力度，提升心理健康素养。加强对抑郁症、焦虑症等常见精神障碍和心理行为问题的干预，加大对重点人群心理问题早期发现和及时干预力度。加强严重精神障碍患者报告登记和救治救助管理。全面推进精神障碍社区康复服务。提高突发事件心理危机的干预能力和水平。到2030年，常见精神障碍防治和心理行为问题识别干预水平显著提高。"

2016年12月，国家卫生计生委、中宣部等22个部门联合发布了《关于加强心理健康服务的指导意见》，强调："全面加强儿童青少年心理健康教育。学前教育机构应当关注和满足儿童心理发展需要，保持儿童积极的情绪状态，让儿童感受到尊重和接纳。特殊教育机构要针对学生身心特点开展心理健康教育，注重培养学生自尊、自信、自强、自立的心理品质。中小学校要重视学生的心理健康教育，培养积极乐观、健康向上的心理品质，促进学生身心可持续发展。高等院校要积极开设心理健康教育课程，开展心理健康教育活动；重视提升大学生的心理调适能力，保持良好的适应能力，重视自杀预防，开展心理危机干预。共青团等组织要与学校、家庭、社会携手，开展'培育积极的心理品质，培养良好的行为习惯'的心理健康促进活动，提高学生自我情绪调适能力，尤其要关心留守儿童、流动儿童心理健康，为遭受学生欺凌和校园暴力、家庭暴力、性侵犯等儿童青少年提供及时的心理创伤干预。"

2018年12月，为贯彻落实党的十九大精神，国家卫生健康委员会等10部委，联合发布了《关于印发全国社会心理服务体系建设试点工作方案的通知》，提出了"为大众提供专业化、规范化的心理健康服务"的要求。

党中央、国务院从健康中国建设大局着眼，将儿童心理健康作为一项国家战略，做出了全面谋划与系统部署。我们从事儿童心理障碍防治的工作人员，为了响应党与政府的号召，践行儿童心理健康战略，提高基层医疗保健机构儿科、儿童保健科、心理咨询专业人员对儿童心理障碍的早发现、早诊疗、早干预水平；让患儿家长对儿童心理障碍有一个正确认识，配合专业机构做好规范化治疗、干预及家庭康复。在中国关心下一代工作委员会事业中心"六一健康快车"项目专家委员会的统一组织下，由北京安定医院郑毅教授担任总主编，从2016年4月开始谋划《儿童心理障碍防治丛书》的编写工作，撰写编写大纲，确定编撰内容，商榷分册主编，力邀全国100多位从事儿童心理障碍防治专家（包括西医精神科、发育行为科、儿童保健科、中医儿科、儿童特殊教授等），于同年6月中旬在成都召开了第一次编写会，并提出了如下编写要求。

观点鲜明，通俗易懂，深入浅出，图文并茂；融科学性、知识性与趣味性于一体；既有指导性，又有服务性。

**一是科学性**

科学性是这套科普丛书创作的生命。即内容正确，数据、引文、用词准确；所论述的科普知识、技术和方法准确无误；要让读者了解准确的、可信的、有价值的儿童心理障碍疾病早期表现，并能得到及时、有效、规范的诊疗信息以及多学科（医疗、心理、教育、社会、康复、家庭）综合防治方法。

## 二是可读性

可读性是这套丛书创作与出版的价值。首先要有一个吸引读者眼球的书名与目录，才会引导读者去阅读全书的内容。其次雅俗共赏，通俗是科普写作最基本、也是最重要的要求，内容通俗易懂，贴近基层医生与家长；写作方法深入浅出；少用专业术语；化抽象为具体；雅致是要给读者一个轻松的阅读环境，即有雅兴的"轻阅读"。再就是在写作形式上要尽量新颖，增加人文关怀内容，典型的案例或故事最容易抓住读者的眼球，激发读者的阅读兴趣。

## 三是实用性

实用性是这套丛书创作的先决条件。鉴于这套丛书的读者为基层医生与患儿家长，其实用性就更为重要。

1. 要看得懂。少讲大道理，多讲行之有效的实用方法；少用医学术语，尽量用较通俗的语言进行创作。

2. 要用得上。力求每一本书的基本内容用得上，思维方法用得上，操作技术用得上。

3. 突出多学科综合干预。作者要结合自己所从事的专业工作，将中西医诊疗方法（西医的诊断、评估、药物治疗；中医的辨证论治、推拿、外治、药膳食疗）、心理咨询、康复训练、家庭康复指导等经验展示给读者。

第一次编写会后，8个分册的编者，历经3年的辛苦耕耘，全部完成了《儿童心理障碍防治丛书》的编撰任务。具体分册为：

**《儿童心理障碍 看看专家怎么说》**，为全书的主干内容，本书详细介绍了不同年龄阶段的儿童心理发展规律和特点，儿童心理健康的影响因素，如何为孩子心理健康发展提供良好的环境。结合实际案例介绍了儿童青少年心理问题及障碍的早期表现，当孩子出现心理问题时家长和老师等该如何正确处理。

**《儿童多动症 看看专家怎么说》**，本书共分认识儿童多动症、预防儿童多动症、治疗儿童多动症、照料儿童多动症四部分，介绍了儿童多动症的基本知识、防治方法和干预措施，并从中医药学和西医学的不同侧面详细描述了儿童多动症的研究进展、症状表现、诊断、治疗及辨证施治的特色和优势。

《儿童抽动症　看看专家怎么说》，本书从中西医结合的角度，介绍了抽动症这一常见慢性神经精神障碍的病因、病理生理机制、临床表现到治疗、康复和预后等每个环节的最新进展，同时重点介绍了家长护理的技巧和方法。

《孤独症和阿斯伯格综合征　看看专家怎么说》，本书介绍了儿童孤独症和阿斯伯格综合征的表现、发病原因以及治疗干预方法，并着重讲解了专业康复与家庭康复的方法、技能与注意事项。

《儿童情绪障碍　看看专家怎么说》，本书分为焦虑障碍与抑郁障碍两篇，重点介绍了每种疾病的概念、流行病学、临床常见的表现（西医常见的症状和中医的证候辨识）、导致该疾病发生的因素、对患儿影响、疾病的识别和诊断、中西治疗方法和家庭康复治疗等内容，而且每一类疾病均附有案例。

《儿童进食与排泄障碍　看看专家怎么说》，"进食障碍"讲了神经性厌食症、贪食症、异食症、儿童肥胖症；"排泄障碍"讲了遗尿症和遗粪症。书中重点从中西医两个方面来阐述这6种疾病的概念、临床表现、疾病形成的影响因素、对患儿的不良影响、如何进行辨识与诊断，以及常用的中西医治疗方法和疾病预防方法。

《儿童智力障碍　看看专家怎么说》，本书全方位地介绍儿童智力障碍的发病原因、临床表现、诊断与鉴别、中西医治疗方法，强调了家庭康复的重要性，并介绍了家庭康复方法。

《儿童上网　看看专家怎么说》，本书以儿童接触网络的5个阶段为主线，介绍了网络游戏的特点以及网络成瘾的原理，同时结合儿童期各个阶段的心理发展规律，分阶段有重点地给出了介入和指导儿童上网的建议，旨在助力儿童养成良好的网络行为。

在这套丛书的编写过程中，得到了世界医疗网、上海六一儿童医院的大力支持，在此表示衷心感谢！

　　各分册主编及绝大多数编者都工作在繁忙的临床、科研、教学一线，为了儿童的心理健康，挤出有限的休息时间来承担编写任务，难能可贵，在此一并表示由衷的感谢！

　　由于编写时间紧迫，加之多动症、抽动症、孤独症等病因尚不十分明确，以及医学知识不断更新，书中可能存在不尽人意之处，真诚地请各位专家、读者朋友多提宝贵意见。

总主编　郑　毅

执行总主编　王廷礼

2019 年 5 月

# 编写说明

抽动症是起病于儿童或青少年时期（目前亦发现极少数患者起病于成年期），以不自主的、反复的、快速的一个或多个部位运动性抽动和（或）发声性抽动为主要特征的一组综合征。包括短暂性抽动症、慢性运动或发声性抽动症、发声与多种运动联合抽动症或抽动秽语综合征或Tourette综合征。

抽动症是儿童青少年中较为常见的一种障碍。据报道，5%~20%的学龄儿童曾有短暂性抽动症病史，慢性抽动症在儿童少年期的患病率为1%~2%，Tourette综合征的患病率为0.05%~3%。男孩多见。

抽动症的病因复杂，尚未完全明确，可能是遗传、神经生理、神经生化及环境因素等相互作用的结果。我国医学界对此病认识仍很混乱，把这些儿童的表现当成"坏毛病""沙眼""结膜炎""咽炎"等现象极为普遍；即使能识别者也常因持有"可自愈性"的观点而延误治疗。据调查，治疗延误或诊疗混乱者占75%，诊断延误时间平均为3年。这不但延误了治疗，还给儿童身心带来了严重伤害。所以，更新观念是当务之急。

本书作为儿童心理障碍防治丛书之一，旨在向医务工作者、社会工作者、家长和教师传递有关抽动症的最新理念和信息，以帮助抽动症的患儿家庭尽快走出疾病的困扰。

全国人大常委会副委员长、农工党中央主席、中国科学院院士陈竺说：中西医汇聚已成医学突破的必然途径。陈院士认为，中西医汇聚也是应对全球健康挑战的必然选择。一方面，西医还原论的分解分析方法、对抗性的单靶标诊治手段在多基因、复杂性疾病的预防和治疗中既取得了成绩，也遇到了困难。中医药的整体观、辨证论治、复方用药以及治未病的认识论和方法论则可为这些疾病的防治提供理论指导，也为现代医学的演进和医药工业的发展提供了知识技术来源和研发思路。另一方面，传统医学在理论和实践上的不足或薄弱环节也需要借用或借鉴西医的知识、技术、设备或方法来进行弥补和完善。

本书最大的特色即为"中西医汇聚"。从抽动症的病因、病理生理机制、临床表现到治疗、康复和预后每个环节均从中西医两方面进行阐述，让读者同时领略到中西两种医学模式在抽动症领域的精髓，这不仅是本书的最大特色，也是本书的最大创新。此外，本书偏重临床实践，具有更多的实用性和可操作性；同时行文风格尽可能兼顾"专业"和"科普"，以让更多的专业人员和非专业人员从本书中获益。

本书充分融合了中西医最新观念的抽动症，书中每一个字都浓缩了笔者严谨而执着的态度，也包含了对读者深沉而真挚的眷顾和爱。这本书，可以让每一位相关专业人员找到自己的进阶之路，更可以帮助每一位父母为抽动症的孩子找到一条周全的康复之路。

编　者

2019年5月

# 目录
Contents

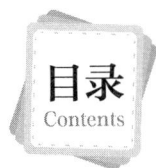

**第一章　什么是儿童抽动症** ·················· 1

一、如何判断孩子是否得了抽动症 ·················· 1

二、抽动症是怎么得的 ·················· 3

三、抽动症有哪些表现 ·················· 8

四、如何诊断抽动症 ·················· 14

**第二章　抽动症怎样治疗** ·················· 24

一、为什么抽动症需要治疗 ·················· 24

二、抽动症的治疗目标是什么 ·················· 25

三、西医上抽动症怎样治疗 ·················· 25

四、中医上抽动症怎样治疗 ·················· 38

**第三章　给抽动症患儿家长的建议** ·················· 59

一、病情护理方面 ·················· 59

二、生活护理方面 ·················· 59

三、心理护理方面 ·················· 61

四、饮食方面 ·················· 62

五、运动方面 ·················· 63

六、起居方面 ·················· 63

**第四章　抽动症患儿家长应该知道的 20 个问题** ·················· 64

1. 抽动症有哪些伴发症状及疾病 ·················· 64

2. 怎么判断孩子的咳嗽是否由抽动症引起的 ·················· 65

3. 抽动症能治好吗 ···································································· 66

4. 抽动症的行为疗法有哪些 ················································· 69

5. 对付抽动症"三不"原则具体是指什么 ··························· 70

6. 如何预防孩子患上抽动症 ················································· 70

7. 脑炎儿童也有可能出现抽动症状吗 ································· 71

8. 抽动症导致的肢体疼痛有哪些具体特征 ······················· 72

9. 哪些因素可能会影响抽动症的治疗效果 ······················· 72

10. 除了接受正规的治疗之外，儿童抽动症还需要注意什么 ··· 73

11. 孩子突发眼部抽动的急救知识 ········································ 74

12. 眼部抽动会导致睡眠障碍吗 ··········································· 74

13. 颈部抽动容易导致儿童颈椎病吗 ···································· 75

14. 如何区分咽炎和喉部抽动 ·············································· 76

15. 哪些人更容易患抽动症 ·················································· 76

16. 感冒会诱发或加重抽动症的症状，那么抽动症患儿

该如何更好地预防感冒呢 ·············································· 77

17. 怎样才能避免抽动症患儿情绪波动 ································ 77

18. 抽动症患儿可以喝牛奶吗 ·············································· 78

19. 如何通过饮食疗法辅助治疗儿童抽动症 ······················ 79

20. 对于抽动症患儿的饮食，需要注意些什么 ··················· 80

第五章 中医名家抽动症治疗经验荟萃 ······································· 82

一、韩新民医师治疗抽动症经验 ············································ 82

二、韩斐教授运用"角药"治疗儿童抽动症经验 ················· 84

三、马融教授治疗儿童抽动症经验 ········································ 89

四、刘喆教授腹背交替针刺治疗慢性抽动症经验 ················· 91

五、王素梅教授运用"角药"治疗儿童抽动症共患病经验 ···· 93

# 第一章 什么是儿童抽动症

## 一、如何判断孩子是否得了抽动症

### 【案例1：反复眨眼的儿子】

"我儿子今年7岁，一年前出现反复眨眼症状，以为是结膜炎，用氯霉素眼药水和金霉素眼膏治疗，不见好转。两个月后又出现嗓子难受、咳嗽、出怪声的情况，去耳鼻喉科就诊，按咽炎治疗，病情时好时坏。近半年不但挤眉弄眼出怪声，还经常晃头、甩胳膊。多处诊治，有的医生说是'多动症'，有的说是'小儿舞蹈症'，还有的说是'坏毛病'。用过一些药物如利他林治疗，不但不好反而加重。现在孩子非常自卑，上课不敢回答问题，学习成绩开始下降。老师认为他是个坏孩子，让他在教室当众表演是怎样挤眉弄眼的。我们做家长的真的非常着急，但是又不知道该怎么办……"，陈女士这样无奈地说。

### 【案例2：嗓子出怪声的孩子】

4岁的王鑫宇（化名）是一个聪明、活泼、可爱的孩子，在幼儿园里深受老师喜爱。在一次排练节目中，小鑫宇被安排饰演孙悟空的角色，由于角色的需要眨眼次数较多，所以那段时间里他天天练眨眼。后来节目结束了，可他的眨眼却没有结束而成了一种习惯。

更令人担心的是，除了眨眼外，他慢慢地又出现了耸肩、摸鼻子、鼓肚子和单足跳跃的动作。这些频繁的动作给小鑫宇带来的不仅是难言的痛苦，更多的是来自同学的嘲笑和陌生人惊奇的目光。然而事情并没有结束，两个星期以后，小鑫宇嗓子里开始发出狼一样的吼叫声，并且经常顺口溜出一些难听的污言秽语。即使见了老师之后也会在一句"老师好"的问候之后再恶狠狠地骂上一句，让人哭笑不得。

由于这些恼人的症状的出现，周围的小朋友都把他当作怪物而对他避之唯恐不及，并常被一些不知情而又不甘挨骂的孩子打的鼻青脸肿，最后他不得不中止了学业。

这两个孩子到底怎么啦？

活泼好动是儿童的天性，顽皮出怪样也不为怪。然而，不自主地、无目的性、重复、快速地挤眉弄眼、努嘴、吸鼻、伸舌，甚至扭脖子、鼓肚子、耸肩、甩胳膊、蹦跳，或伴有嗓子发声、骂人，这就不是儿童的顽皮或"坏毛病"了，而是近年来逐渐增多的一种儿童精神疾病——抽动症。

抽动症（tic disorders，TD），也称"抽动障碍"，是起病于儿童或青少年时期（目前亦发现极少数患者起病于成年期），以不自主的、反复的、快速的一个或多个部位运动性抽动和/或发声性抽动为主要特征的一组综合征。包括短暂性（一过性）抽动症、慢性运动或发声性抽动症、发声与多种运动联合抽动症或抽动秽语综合征或Tourette综合征（Tourette syndrome，TS）。抽动症是儿童青少年中较为常见的一种障碍。据报道，5%~20%的学龄儿童曾有短暂性抽动症病史，慢性抽动症在儿童少年期的患病率为1%~2%，Tourette综合征的患病率为0.05%~3%。男孩多见。

抽动症在中医学称为多发性抽搐症，是一种于儿童时期起病，以慢性、多发性、波动性、运动性肌肉快速抽搐，并伴有不能控制地发声和语言障碍为特征的儿科疾病。中医学也认为本病多见于学龄前期和学龄期儿童，平均起病年龄2~12

岁，男孩发病率显著高于女孩。本病归属于中医学"慢惊风""肝风"等范畴。

## 二、抽动症是怎么得的

其实这一疾病病因复杂，具体病因到目前为止还不清楚。

### （一）西医观点

综合近几年国内外的研究发现该病的发生可能是遗传、神经生化及器质性等因素相互作用的结果。

#### 1.遗传因素

目前研究表明该障碍与遗传因素有关，但遗传方式尚不明确，可能为常染色体显性遗传，外显率受多种因素的影响而不全。研究发现，Tourette综合征家族史阳性的儿童发病率高，很大部分的Tourette综合征病例显示具有家族聚集性，并发现这些家族成员对抽动及强迫症状具有易感性。

#### 2.神经生化因素

通过神经递质与行为以及精神药物作用机制的研究，提示本症与神经生化代谢改变有关，部分学者认为本症是由于纹状体多巴胺活动过度或突触后多巴胺受体超敏所致；另有学者认为抽动症与去甲肾上腺素及6-羟色胺功能失调有关，或是由于脑内 $\gamma$-氨基丁酸（$\gamma$-aminobutyric acid，GABA）的抑制功能降低，以致发生抽动。此外，近年来对内啡肽的研究表明，中枢神经系统多巴胺、5-羟色胺以及 $\gamma$-氨基丁酸等多种神经递质的失调，可能是继发于内源性鸦片系统功能障碍，故认为内啡肽在Tourette综合征病理机制中具有重要影响。但有关神经生化的改变，尚有待深入研究。

#### 3.器质性因素

抽动症可能与围生期损害（产伤、窒息等）有关。抽动秽语综合征患儿约

50％~60％脑电图异常，主要为慢波或棘波增加，但无特异性改变。少数病例头颅影像学检查异常。神经系统软体征较多见。有人认为抽动秽语综合征，行为运动的异常与杏仁核－纹状体通路障碍有关；不自主发声可能是与扣带回基底节及脑干不规律放电有关，故认为本症是器质性疾病。

📖 **延伸阅读**

## Tourette 综 合 征

Tourette综合征患者常伴有不同程度的神经功能障碍，虽然研究结论并不完全一致，这可能是由于不同研究群组的原因，但磁共振成像研究基本支持Tourette综合征患者皮质－纹状体－丘脑－皮质环路存在着结构及功能障碍，而且并不局限于皮质－纹状体－丘脑－皮质环路，中央前回、中央后回、胼胝体、扣带回、上纵束、下纵束等大脑半球的感觉运动中枢，连和系，联络系等广泛区域都存在微观结构和功能的改变，这可能是大脑的功能代偿机制，是部分Tourette综合征患儿在青春期过后，抽动症状减轻或消失的原因，这些适应性改变可能和青春期各种与生长发育有关的激素有关，这些激素不仅保证了机体各个器官与组织的生长发育，促进生殖器官和生殖功能的发育与成熟，还可调节中枢神经系统与自主神经系统的功能，这一时期适当的心理治疗以及行为认知治疗可能有助于抽动症儿童中枢神经系统的适应性改变，抽动症状减轻或消失。

### 4.社会心理因素

儿童受到精神创伤、过度紧张等影响可能诱发或加重抽动症状。有人认为母孕期遭受某些应激事件、妊娠头3个月反应严重是导致子代发生抽动症的危险因素；出生后的应激也增加有遗传易感性个体的发病。

### 5.其他因素

有研究报道该障碍可能与β溶血性链球菌感染引起的自身免疫有关。药物

（中枢兴奋剂、抗精神病药）也可诱发该病症。有学者研究此症还与饮食习惯关系密切，如喜食富含色素及食品添加剂食物或大量饮用含咖啡因饮料的孩子患病机会增加。

📖 延伸阅读

## 抽动症的免疫学研究

目前抽动症的病因及发病机制尚不明确，自Swedo等于1998年首次提出"PANDAs"概念，即与链球菌感染有关的儿童自身免疫性神经精神障碍，诸多研究肯定了感染及免疫性因素在发病中的作用。经常患上呼吸道感染、喉咙痛、慢性扁桃体炎的患儿易患抽动症，而抽动症患儿在发病前4~6周常有细菌或病毒感染史，从而间接验证了感染在抽动症发病中的作用。目前多认为感染诱发的免疫异常可能与抽动症的发生发展有关，但是具体机制尚不明确。

随着近年来不断提出的一些免疫性因素参与发病的证据出现，有学者进行了应用免疫制剂治疗抽动症的探索。Frankovich等采用丙种球蛋白静脉注射治疗链球菌感染有关的儿童自身免疫性神经精神障碍后，其症状得到明显改善，验证了免疫机制的重要作用，补充了可能的发病机制理论，为提出新的治疗策略以提高本病的治疗水平、改善患儿的社会心理发育提供依据。

### （二）中医观点

多发性抽搐症的病因是多方面的，主要与先天不足、孕母生理状态、生活方式有关。摄生不当、精神刺激等可影响胎儿神经系统发育（如父母体质遗传、母亲怀孕时期的调养不当、产伤、出生时窒息等）。外感风、寒、暑、湿、燥、火等六阴邪气及情志因素（如平时娇生惯养、学业压力太大、父母期望值太高、父母干涉太多等）、饮食因素（如喂养不当、饥饱无度、偏食挑食、过量食用煎炸辛辣油腻食物等）亦与本病的发生有关。小儿先天禀赋不足，肝肾亏虚，阴虚风动。小儿素体阴虚，易反复感染，伤及阴分，尤其目前竞争激烈，孩子负担过重，或望子成龙，或溺爱过分，任性好强，以致真阴不足，水不涵木，易致肝阳偏亢；或肾水不能上济心火，心肝火旺而发抽动。小儿脾常不足，婴儿期的各种疾病又可造成气血逆乱、心神失养，病久心脾两虚，筋脉失养而抽。小儿脾常不足，加之饮食不知自节，脾运不健，聚湿成痰，痰迷心窍；或脾虚则肝旺，亦可使肝风挟痰上扰清窍。

感受外邪、引触内风，五味偏嗜、饮食失节等常常是本病发作的诱因。本病病位主要在肝，可累及脾、心、肺、肾。病机关键为肝失疏泄，肝风内动。肝喜条达而主疏泄，主藏血，为风木之脏，若肝失藏血，疏泄失司，则易郁而化热、血虚生风，而成肝风内动之象。肝郁使脾失运化，痰湿内生，痹阻窍络，致筋脉失养。肝血不足，心失所养，聚液成痰，痰火胶结，内扰心神。肝肾同源，肾阴虚亏，水不涵木，虚风内动。木火邢金，循经上逆，痹阻咽喉。诸上因素，常可相互影响而致病。

## 📖 延伸阅读

### 韩新民医师关于抽动症的病因病机观点

#### 1.病位主要责之于肝

韩新民医师根据本病时轻时重、波浪性、反复性的临床发病特点，认为可将其归于中医肝风范畴。《素问·至真要大论》有"诸风掉眩，皆属于肝"之论述，《素问·阴阳应象大论》又云"风盛则动"，可见抽动症状与肝风内动关系密切。《小儿药证直诀·肝有风甚》云，"凡病或新或久，皆引肝风，风动而上干头目，目属肝，肝风入于目，上下左右如风吹，不轻不重，儿不能任，故目连扎也"，已经指出"目连扎"为肝风之证。

**2. 风动痰扰为病机关键**

韩新民医师认为风动痰扰为本病病机关键，风痰的产生与肝肺脾肾密切相关。感受外邪、饮食不节、情志失调等因素均可使肝肺脾肾功能失调，导致肝风内动，痰浊内生，风痰相搏，风动痰扰，横窜经脉，出现抽动。

**肝与风痰** 现代家庭对孩子存在期望过高、溺爱过度、干涉过多等教育误区，小儿承受着与年龄不相符的学习和心理压力。长期情志失调，肝失疏泄，肝气郁结，郁而化火，引动肝风，火灼津为痰，风盛亦生痰，风痰搏结，风动痰扰而致抽动。肝风上扰，肝窍受袭，则眨眼、挤眼。

**肺与风痰** 肺主宣发肃降，主通调水道，肺气以肃降为顺，肝主疏泄，肝气以升发为宜，肝升肺降，相互制约，相互为用，则气机调畅。小儿肺常不足，肌表薄弱，腠理疏松，外邪易感，肺失宣降，治节无权，津液停聚，化生痰浊；肺失清肃，肝之阳气升而无制，亢而化风，外风内风相引，与痰搏结，上扰清窍，鼻喉为之不利，则搐鼻频作，喉中发声。

**脾与风痰** 脾主运化，脾气健旺，气血生化有源，津液输布正常，则肝体得养，肝气条达。小儿脾常不足，加之饮食不节，脾失健运，水津失布，聚而为痰，脾虚化源不足，肝失濡养，土虚木壅，肝阳易亢，肝风内动，风痰内蕴，时时窜扰，而致撅嘴咬唇，肌肉抽动。

**肾与风痰** 肾为先天之本，脏腑阴阳之根，主藏精，主水。肾中精气化生肾阴、肾阳，推动和促进全身脏腑阴阳的生成，调节机体水液代谢平衡。小儿肾常虚，若素体阳虚，或久病及肾，损及肾阳，温煦失职，气化失司，水湿内停，聚而成饮，饮凝成痰；若素体阴虚，或久病及肾，损及肾阴，肝肾阴虚，筋脉失于濡养，阴虚风动；或肾阴亏虚，水不涵木，阴不制阳，阴虚阳亢，亢逆化风，而致抽动时作。

韩新民医师认为本病乃风与痰合而为病，风主要指内风，痰主要是无形之痰。风与痰相合为病并非偶然，而是有着必然的内在联系。风善行数变，无微不入，表里内外，皆可遍及；怪病多由痰作祟，痰之为病，随气而行，内至五脏六腑，外至四肢百骸，风与痰的致病特点本就相似。风与痰在病理上关系密切，往往风盛则生痰，痰盛则生风，形成恶性循环。风痰窜扰，无处不至，痰阻咽喉，则喉中怪声，时作咯痰状；痰扰心神，痰蒙清窍，则口出秽语；风痰上扰，则面部肌肉抽动，可见皱眉、眨眼、撅嘴等头面部症状；痰阻经络，筋脉拘急，则可见耸肩、跺脚等肢体抽动等。

# 三、抽动症有哪些表现

## （一）西医观点

### 1.抽动症状的特征

抽动是一种不随意的、突然发生的、快速的、反复出现的、无明显目的的、非节律性的运动或发声。抽动不可克制，但在短时间内可受意志控制，包括①简单运动性抽动：突然的、短暂的、没有意义的运动，如眨眼、耸鼻等；②复杂运动性抽动：稍慢一些的、持续时间稍长一些的、似有目的的动作行为，如咬唇、刺戳动作、旋转、跳跃、模仿他人动作、猥亵动作等；③简单发声性抽动：突然的、无意义的发声，如吸鼻、清咽、犬吠声等；④复杂发声性抽动：突然的、有意义的发声，如重复特别的词句、重复自己或他人所说的词或句、秽语等。所有形式的抽动都可因应激、焦虑、疲劳、兴奋、感冒发热而加重，都可因放松、全身心投入某事而减轻，睡眠时消失。

抽动常自面部开始，表现为交替出现的刻板式眨眼、皱眉、咧嘴、做怪相等。随着病情的进展，抽搐逐渐加重，并波及到颈、肩、上下肢，出现扭脖子，耸肩，甩胳膊，踢腿等，甚至全身抽搐。呼吸肌和吞咽肌抽动时可伴有各种发音，如咳嗽声、鼾声、哼声、打嗝声、清嗓音、喷鼻声、犬吠声等。有的还出现刻板式骂人话，吐唾沫及复杂的手势等。症状形式不一，表现复杂，往往是一些症状交替出现，而且可以部分地、暂时地自我控制，感冒、腹泻、精神紧张或看电视时间过长可加重或复发，入睡后则减轻或消失。其中约半数患儿同时伴有多动症。日久则影响记忆力，使学习落后，有的患儿因干扰课堂秩序而被迫停学。严重者可继发精神异常、强迫症、恐怖等。患儿多有心烦意乱，急躁易怒，爱发脾气，喜冷怕热，手足心发热，盗汗，舌红少津，口渴，便秘等体征特点。

发声性抽动表现为异常发音，单独出现或与其他肌肉抽动同时出现，发生率为79%~98%。最常见的部位在喉部肌肉，抽动时发出爆破音、呼噜声、干咳声或清嗓音等；其次发生在舌肌，出现咂舌声、嘘声、吱嘎声；在鼻部抽动时则为喷鼻声，气喘声、嗤之以鼻声状的发声动作或哽咽声等。此类患儿说话时常口齿不清，含糊其辞，异音及语音延迟，音调强弱不匀，多在一句话后或需要停顿时发生语言障碍，并且为了纠正或掩饰这些障碍，患儿常提高音调，以喧闹、嘈杂音喊出障碍部分。发声性抽动与其他部位抽动，都会因紧张、激动、恐惧而加重。发声性抽动最明显表现在讲那些带有强烈感情的文字或恼怒、疲惫之后的语言，尤其是涉及与人或性有关的文字时，抽动最为频繁、剧烈。对那些不常讲的词语，有逻辑关系的文字、否定词、拒绝别人的话也会因语塞而使抽动动作加剧。有许多患者常用自己的方式表达思想，语句生硬，语调异常，让人听不明白，有时他们像在耳语，有时只有口形没有声音，又常常重复，唠叨，或出现秽语咒骂。部分患者还会出现模仿现象，如模仿别人说话，动物的鼻音、叫声、影视中特殊的声响等。也有人反复做愚昧诙谐的动作如致意性接吻、某种手势等。

### 2.抽动症的分类及表现

抽动症临床表现多种多样，概括起来主要有三类。

（1）一过性抽动症

又称习惯性痉挛。是最常见的一种抽动类型。以单纯性或一过性肌肉抽动为特征，一般以眼肌、面肌和颈部肌肉抽动最为多见。本病以5~7岁为多发年龄，常见症状表现为反复眨眼、努嘴、摇头、歪颈、斜视、耸肩、皱额、吸鼻、张嘴或肢体甩动及躯干扭动等。少数单纯表现为刻板、重复地吭气、抽鼻或清嗓音。这种抽动可受意志克制数分钟至数小时。病程至少持续两周，但不超过一年。

国外报道，有些儿童在其童年的某一时期会出现短暂的抽动。国内报道发病率不一，以男孩发病率高于女孩。

（2）慢性抽动症

表现为简单或复杂的运动性抽动（某些肌群的抽动）或发声性抽动，但运动性和发声性抽动两种症状不同时存在。一般以运动性抽动为多见，症状往往持久、刻板不变。病程至少持续一年以上，有些患者症状甚至可持续终生。

（3）发声与多种运动联合抽动症

又称抽动秽语综合征、Tourette综合征、多发性抽动症、冲动性抽动症等。本病于1885年由法国医生图格雷特作了详细描述，此后医学界进行了广泛研究。其特点是患者在抽动的同时伴有发音肌群的抽动，发出有意义或无意义的声音，经常说脏话，患者为此很痛苦。本综合征还常伴有模仿动作、模仿言语、重复言语、强迫动作或猥亵行为。患者有时情绪不稳，多动及不良行为习惯较多，常导致自身的心理困扰，甚至影响日常生活和学习。

📖 延伸阅读

## 多发性抽动症

关于多发性抽动症的研究历史，首先描述本病的人是19世纪的一位法国神经病学家Jean-Marc Itard，他于1825年报告了一个法国贵族女人，名字叫Marquise，她在7岁时开始出现不自主的抽动，开始为头部和手臂抽动，以后累及面部和肩部，并伴有不自主尖叫和哭喊，一些年后又有秽亵言语，有鉴于此，她被隔离生活，继续着她不自主的抽动和难以自制的咒骂声，直至

85岁死去。在Itard的报告后大约60年，1885年法国医生Gilles de la Tourette（Gilles de Tourette是他的姓，名字是Georges Albert Edouard Brutus）报告了8例相似的病例，连同1825年Itard描述的那位晚年的Marquise，他一共报道了9例患者，从而确立了多发性抽动症这一综合征的存在。同年，Gilles de la Tourette的导师——19世纪欧洲神经病学权威之一，Jean Martin Charcot用他学生的名字命名此病为Gilles de la Tourette syndrome，简称Tourette综合征，即多发性抽动症。

### 3.抽动症常有哪些伴发症状

抽动症中的一过性抽动症出现伴发症状及疾病的情况非常少见。Tourette综合征及慢性抽动症则容易产生伴发症状。常见的伴发症状有以下几种。

（1）**注意缺陷多动障碍症状**

患儿不仅表现为抽动症状，同时还存在多动，上课爱做小动作，爱招惹其他同学，甚至下座位，不能等待，丢三落四，注意力不集中，读书时常跳字跳段，念成相似的字，常常为此考试成绩差。有的孩子甚至在抽动发生前就存在多动注意力不集中症状了。Tourette综合征（TS）患儿中约有50%~80%伴有注意缺陷多动障碍（attention deficit hyperactivity disorder，ADHD）症状。对于"TS+ADHD"患儿来说，注意缺陷多动障碍可能是影响认知功能的主要原因，这可能源于注意缺陷多动障碍的患儿中枢神经系统发育迟缓，即"脑成熟滞后"，是神经精神发育延迟的结果；注意缺陷多动障碍是引起主观生活质量明显下降，生活满意度下降，个性缺陷，自我意识发展不良的主要原因。"TS+ADHD"患儿多处于矛盾冲突多、家庭结构松散的家庭环境中。不良的家庭环境在一定程度上影响其自我意识和个性。

（2）**强迫障碍症状**

有些患儿，尤其是一些年长的患儿，可能出现强迫行为及强迫思维，

Tourette综合征患儿中约有30%~60%伴有强迫障碍，严重影响患儿的生活和学习，若被误诊为强迫症，仅仅给予抗强迫药物治疗，效果多不理想。一系列脑影像学研究发现，Tourette综合征、强迫障碍存在皮质-纹状体-丘脑-皮质环路异常的情况，提示对这一环路的任一结构发生干扰破坏时，可能都会产生相应的行为问题，如强迫症状或者抽动症状。Tourette综合征在重复的动作之前，可能会出现身体（触觉、内脏和肌肉的感觉）和精神（不安、不舒服的感觉）的异常感觉，并于动作之后消失。

（3）心理障碍症状

约20%的患儿出现心理障碍症状，多数为抑郁发作。

（4）品行障碍症状

约15%的患者出现品行障碍，这也是导致Tourette综合征患儿预后差的一个重要原因。

（5）其他伴发症状

除了上述伴发症状外，抽动症还常伴发其他问题，如学习障碍、焦虑障碍、睡眠障碍、脾气控制障碍等。因此在给患儿提供帮助的时候，不能只见树木不见森林，抽动症不仅仅只是抽动那么简单，还可能伴发很多症状及疾病。

## （二）中医观点

中医观点有如下两种，这两种有相似之处，又有各自特征。

### 1.看症状，分虚实缓急

凡素体较胖，起病较急，病程较短，抽动频繁有力者属实，多由心肝火旺，或痰迷心窍所致；凡形弱体瘦，起病较缓，病程较长，抽动无力，时作时止者，属虚，或虚实夹杂。常由心脾两虚，或阴虚风动引起。

（1）阴虚风动

频繁眨眼，面肌抽搐，头摇摆不定，咽喉不利，清嗓频频，消瘦，潮热，盗汗，五心烦热，头晕，目斜视，听力下降，舌红少苔，脉细数，指纹浮红。

（2）心肝火旺

四肢躁扰，瞬目不止，睡中磨牙，挖鼻挠耳，面红目赤，心烦易怒，口吃频作，夜啼不安，口舌生疮，烦渴引饮，舌红绛，脉弦数有力，指纹色紫。

（3）心脾两虚

肢体震颤、麻木，肌肉瞬动、抽搐无力，时时惊惧，头昏、健忘，学习成绩差，注意力不集中，睡中易醒，流涎，面色无华，食少，便溏，舌淡，苔薄白，脉细无力，指纹浮。

（4）痰迷心窍

时时抽搐，神情恍惚，喉间奇异叫声，流涎不止，咽喉不适，头昏，胸闷，恶心，时时干呕，苔腻，脉滑，指纹滞。

**2. 证候辨识**

根据抽动的特点及伴发症状进行辨证，常见证候类型如下。

（1）**肝亢风动证**

主要表现为摇头、耸肩、挤眉眨眼、噘嘴、踢腿等不自主动作，伴烦躁易怒，头痛头晕、咽喉不利，大便干结、小便短赤，舌质红、舌苔白或黄。

（2）**痰热扰动证**

头面、躯干、肢体、肌肉抽动，动作多而快，有力，伴烦躁口渴、喉中痰鸣，睡眠不安，舌质红，舌苔黄或腻。

（3）**脾虚肝亢证**

抽动无力，时发时止，时轻时重，或喉中"吭吭"作响，乏力，食欲不振，形瘦性急，大便稀烂或干结，小便次数多、量多，舌质淡，舌苔薄白。

（4）**阴虚风动证**

挤眉眨眼，耸肩，摇头合并头晕眼花，肢体震颤，手足心热（两手两足心发热），盗汗（睡眠过程中出汗多），大便干结，口渴而饮水不多，口唇红而干燥，舌质红，舌光无苔（舌面没有舌苔）。

# 四、如何诊断抽动症

目前，抽动症的诊断仍以临床现象学诊断为主。因此，除了常规躯体、神经系统和必要的辅助检查排除其他疾病外，详细的精神检查是必需的。这可以正确诊断抽动症和伴发的精神症状，有利于采取正确的治疗措施。然而，许多医生并没有重视这一点。国际研究有采用脑部正电子发射型计算机断层扫描（positron emission computered tomographg，PET）为辅助诊断，并引用基因诊断技术的趋势。

## （一）西医诊断要点和诊断标准

### 1.一过性抽动症的诊断要点

（1）有单个或多个运动性抽动或发声性抽动，常表现为眨眼、扮鬼脸或头部抽动等简单抽动。

（2）抽动天天发生，1天多次，至少已持续2周，但不超过12个月。某些患儿的抽动只有单次发作，另一些可在数月内交替发作。

（3）18岁以前起病，以4~7岁儿童最常见。

（4）不是由于Tourette综合征、小儿舞蹈病、药物或神经系统其他疾病所致。

▲2013年美国精神病学会出版的《精神疾病诊断与统计手册》（第5版）（DSM-5）暂时性（一过性）抽动症诊断标准：

（1）单一或多种运动和（或）发声性抽动；

（2）自第一次抽动发生起不超过1年；

（3）于18岁之前发生；

（4）这种障碍不能归因于某种物质（如可卡因）的生理效应或其他躯体疾病（如亨廷顿舞蹈病、病毒后脑炎）；

（5）从不符合Tourette综合征或持续性（慢性）运动或发声性抽动症的诊断标准。

### 2.慢性抽动症的诊断要点

（1）不自主运动或发声性抽动，可以不同时存在，常1天发生多次，可每天或间断出现。

（2）在1年中没有持续2个月以上的缓解期。

（3）18岁以前起病，至少已持续1年。

（4）不是由于Tourette综合征、小儿舞蹈病、药物或神经系统其他疾病所致。

▲2013年美国精神病学会出版的《精神疾病诊断与统计手册》（第5版）（DSM-5）持续性（慢性）运动或发声性抽动症诊断标准：

（1）单一或多种运动或发声性抽动持续存在于疾病的过程中，但并非运动和发声性抽动两者都存在；

（2）抽动的频率可以有强有弱，但自第一次抽动发生起持续至少1年；

（3）于18岁之前发生；

（4）这种障碍不能归因于某种物质（如可卡因）的生理效应或其他躯体疾病（如亨廷顿舞蹈病、病毒后脑炎）；

（5）从不符合Tourette综合征的诊断标准。

### 3.发声与多种运动联合抽动症的诊断要点

（1）表现为多种运动性抽动和一种或多种发声性抽动，多为复杂性抽动，二者多同时出现。抽动可在短时间内受意志控制，在应激下加剧，睡眠时消失。

（2）18岁以前起病，症状可持续至成年，抽动几乎天天发生，1天多次，至少已持续1年以上，或间断发生，且1年中症状缓解不超过2个月。

（3）日常生活和社会功能明显受损，患儿感到十分痛苦和烦恼。

（4）不能用其他疾病来解释不自主运动性抽动和发声性抽动。

▲2013年美国精神病学会出版的《精神疾病诊断与统计手册》（第5版）（DSM-5）Tourette综合征诊断标准：

（1）在疾病的某段时间内存在多种运动和（或）一个或更多的发声性抽动，尽管不一定同时出现；

（2）抽动的频率可以有强有弱，但自第一次抽动发生起持续超过1年；

（3）于18岁之前发生；

（4）这种障碍不能归因于某种物质（如可卡因）的生理效应或其他躯体疾病（如亨廷顿舞蹈病、病毒后脑炎）。

### 4.其他诊断注意事项

（1）难治性抽动症

有些患儿不能归于上述任一类型诊断，属于尚未界定的其他类型抽动症，如成年期发病的抽动症（迟发性抽动症）。而难治性抽动症是近年来患儿神经/精神科临床逐渐形成的新概念，尚无明确定义，通常认为是指经过盐酸硫必利、阿立哌唑等抗抽动症药物足量规范治疗1年以上无效，病程迁延不愈的抽动症患者。

（2）辅助检查

抽动症的诊断缺乏特异性诊断指标，主要采用临床描述性诊断方法，依据患儿抽动症状及相关共患精神行为表现进行诊断。因此，详细询问病史是正确诊断的前提，体格检查包括神经、精神检查；可选择的辅助检查包括脑电图、神经影像、心理测验及实验室检查，目的在于评估共患病及排除其他疾病。抽动症的辅助检查结果一般无特征性异常，仅少数抽动症患儿可有非特异性改变；如脑电图检查可发现少数抽动症患儿背景慢化或不对称等，主要有助于鉴别癫痫发作；头颅计算机断层扫描（computed tomographg，CT）或磁共振成像（magnetic resonance imaging，MRI）等神经影像学检查主要在于排除基底核等部位有无器质性病变；心理测验有助于判别共患病。

评估抽动严重程度可采用耶鲁综合抽动严重程度量表（YGTSS）进行量化评定，其抽动症严重程度判定标准：YGTSS总分<25分属轻度，25~50分属中度，

>50分属重度。

## （二）中医诊断要点和诊断标准

### 1. 病史

起病年龄在2~12岁，可有感受外邪、疾病后调理不当及情绪不畅等诱发因素或有家族史。

### 2. 临床表现

不自主的眼、面、颈肩部及上下肢肌肉快速收缩，以固定方式重复出现，无固定节律，入睡后消失。在抽动时，可出现异常的发音，如咳嗽声、清嗓子声、呻吟声甚至骂人声。抽动有时候能受个人的意志力控制，可暂时不发作。

### 3. 辅助检查

实验室检查大多数无异常，智力测试基本正常。

▲《中医儿科学》中抽动症的诊断要点：

1. 病史

起病于儿童或青少年时期，可有疾病后及情志失调的诱因或家族史。

2. 临床表现

抽动症以运动性抽动和发声性抽动为临床核心症状，抽动反复发作，有迅速、突发、刻板的特点，呈多发性、慢性、波动性，可受意志暂时控制。可因感受外邪、压力过大、精神紧张、情志失调等因素加重或反复。部分患儿可伴有情绪或行为症状，也有共患一种或多种心理行为障碍，包括注意缺陷多动障碍、学习困难、强迫障碍、睡眠障碍、品行障碍等。病情轻者，病程在1年以内属于短暂性抽动；病程超过1年，仅有一种抽动（运动性抽动或发声性抽动）属于慢性抽动；病程超过1年，既有运动性抽动又有发声性抽动属于多发性抽动，其无间歇期不超过3个月。

3.辅助检查

数字视频脑电图、头颅MRI、血铅、抗链球菌琼溶血素"O"等检查可协助鉴别诊断；耶鲁综合抽动严重程度量表（YGTSS）、多发性抽动综合量表（TSGS）等检测可以了解抽动症病情轻重程度。

## （三）诊断流程

临床诊断依赖于详细的病史询问、体检和相关辅助检查。应与患儿直接交流，观察抽动和一般行为表现，了解症状的主次、范围、演变规律及发生的先后过程。具体诊断流程见图1。

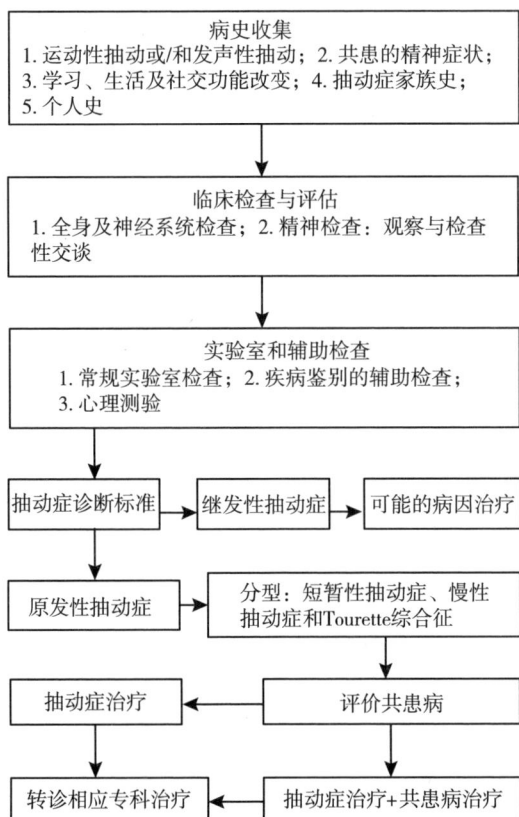

病史收集
1.运动性抽动或/和发声性抽动；2.共患的精神症状；
3.学习、生活及社交功能改变；4.抽动症家族史；
5.个人史

临床检查与评估
1.全身及神经系统检查；2.精神检查：观察与检查性交谈

实验室和辅助检查
1.常规实验室检查；2.疾病鉴别的辅助检查；
3.心理测验

抽动症诊断标准 → 继发性抽动症 → 可能的病因治疗

原发性抽动症 → 分型：短暂性抽动症、慢性抽动症和Tourette综合征

抽动症治疗 ← 评价共患病

转诊相应专科治疗 ← 抽动症治疗+共患病治疗

**图1　儿童抽动症的诊断流程**

### （四）为什么抽动症容易被误诊

自1825年Itard最早报道抽动症至今已有近200年的历史，但我国学者真正研究此症却是近几十年的事情。在几十年甚至十几年前，人们根本不把此症当成一种疾病，即使是现在，许多人也仅仅认为这是一种不良习惯，是一种坏毛病。这种情况在临床上非常多见，许多孩子在出现症状之初，不被父母重视，或是当成咽炎、眼结膜炎等症状而被误诊。造成这一现象的原因有以下几个方面。

#### 1. 医生对此症不熟悉，以致被多种多样的症状所迷惑

将喉肌抽动所导致的干咳误诊为慢性咽炎、气管炎；将眨眼、皱眉误诊为眼结膜炎；动鼻误诊为慢性鼻炎等。

#### 2. 家长对此症的不认同

很少因为不停眨眼、耸肩而就诊者，多认为是不良习惯。当到医院看其他病时，被医生发现而询问有关情况时，家长多不配合回答，多被告之"没事，就有点小毛病"。医生告诉家长后，家长多不信任，而反对就诊，从而使确诊时间后延。

#### 3. 患者对此症有一定的抑制能力

当症状较轻的患者有意掩盖其抽动症状时，使家长及医生不易察觉。

#### 4. 认为秽语是此症必备症状

某些医生认为抽动秽语综合征必须具备秽语，但实际上只有1/3患者在发病几年后才出现秽语现象。许多孩子发生抽动的表现为清嗓子、吸气声、吼叫声等。

### （五）抽动症与其他疾病怎样鉴别

#### 1. 抽动症与多动症的区别

儿童抽动症和儿童多动症都属于儿童心理和行为异常，因为两者名

字类似，表现也有某些相似之处，故容易混淆。但事实上这是两种不同的疾病。

抽动症与多动症的确切病因目前尚不清楚。据国内外有关研究资料显示，抽动症与基底神经节病理性改变有关。多动症则可能是由于脑神经递质数量不足，引起神经递质传递信息失调所致。

儿童抽动症是一种多发性语言、行为障碍综合征，是以面部、四肢、躯干部肌肉不由自主抽动，伴喉部异常发音及秽语为特征的综合征，表现为频繁眨眼、皱额、吸鼻、撅嘴、伸舌、摇头、点头、耸肩、动臂等。病情加重后，抽动动作呈多样化，喉中不自主发出异常声音，少数患儿会控制不住地骂人、说脏话，患儿性格上则多急躁、任性、易怒。孩子频繁做鬼脸，当心是"抽动症"。有些孩子频繁挤眉眨眼、抽动嘴巴、摇头耸肩扮怪相，有时嗓子里还发出各种怪声，家长以为是孩子不学好、染上了坏习惯。其实，孩子出现这些现象，很可能就是"抽动症"作怪。很多时候，正是这种主观判断上的错误，耽误了给孩子的治疗。

儿童多动症又称轻微脑功能障碍综合征。患儿智力正常或基本正常，但学习和行为及性情方面有缺陷，表现为坐不住，小动作多（也可以表现为频繁眨眼、耸肩、点头、摇头等），且动作不协调，精细动作如穿针、扣纽扣等有困难，注意力不集中，情绪易冲动。但多动症孩子不一定都"多动"。"多动症"医学上称为"注意缺陷多动障碍"，有的孩子以注意力缺陷为主，身体并不多动。所以，有些孩子平时并不多动，看上去很文静，但上课注意力不集中、学习困难、做事拖拉、粗心大意，也可能患有多动症。

据有关资料报告，这两种病可同时出现，儿童抽动症的25%~50%合并有多动症。多动症也常伴发抽动症，多动症的症状通常出现在抽动之前，较之早2~3年，并且是重度抽动症患儿常见的症状。虽然这两种病有某些类似之处，并且可以同时伴发，但是单纯多动症儿童绝无肌群抽动现象，这一点是抽动症和多动症鉴别的关键。

是抽动症本身具备多动症状还是两种病之间有一定关系，国外有人做了大量工作，发现两者遗传基因之间无相关关系。因为在抽动秽语综合征患儿亲属中多动综合征患病率与普通人群中多动综合征患病率基本相同，并无增加现象，而在同时有抽动秽语综合征和多动症亲属的儿童中比只有前者亲属的患儿多动症患病率高8倍。说明两者基因缺陷无相关性。

另外，治疗多动症的精神兴奋药能引起肌群抽动，这也是抽动秽语综合征与多动症同时存在的一个原因。如利他林、匹莫林等可引起易感个体的多动患儿肌群抽动。有人报告用精神兴奋剂治疗多动症1520例，出现抽动率为1.3%，说明发病率不高。但如大面积应用也可引起不少人抽动，所以当抽动秽语综合征合并多动症时，要注意询问是否服用了精神兴奋药。

### 2. 抽动症与强迫症的异同

抽动症尤其Tourette综合征常伴有强迫症状。二者症状的重叠性很高。据统计30%~90%的抽动症患者有强迫症状。有些症状如重复摩擦、反复拍击、反复触摸行为介于抽动和强迫行为之间。家族史研究发现，抽动症与强迫症在遗传上可能相关，故两病可能为同一基因异常的两种表现形式。病理学研究证明，基底神经节是两者的共同病变部位。

抽动症患者有强迫行为而无强迫观念，强迫症患者多是有强迫观念而决定强迫行为。在治疗上，抗多巴胺药物治疗抽动症有效，治疗强迫症无效。相反，5-羟色胺药物能作为治疗强迫症的首选药，而对抽动症却毫无作用。

### 3. 抽动症与肝豆状核变性区别

抽动症与肝豆状核变性均有不自主群肌抽动、面部肌肉抽动和异常发音。均为儿童期发病。抽动症只是神经系统轻微异常，病情相对较轻，易于治疗；而肝豆状核变性病情重，预后差，治疗较困难。

肝豆状核变性是一种常染色体隐性遗传病，由铜代谢异常所致，主要累及脑基底神经节、肝脏、肾脏。患儿同胞中可能有同样的患者，父母双方多为杂合体，或为近亲结婚。典型症状是手足舞蹈样不自主动作，语音不清，肌张力亢进，面部肌肉僵直，呈现面具脸，行为幼稚，神经系统检查巴氏征多(+)。此外还可有肝病症状，黄疸、腹水、肝肿大、肾脏损害类似肾炎症，眼部有特征性症状——角膜色素环。此病只有神经系统症状时要注意抽搐形式、智力情况，与抽动症相鉴别。裂隙灯检眼及测定血浆铜蓝蛋白、血酮、尿酮，有特异性诊断价值。

### 4. 抽动症与肌阵挛性癫痫区别

抽动症与肌阵挛性癫痫都表现为面部及肢体肌群的突发性抽动，且反复发作，但抽动症抽动频率快，用意志可短暂控制，发作频度与精神、情绪有一定关系。智力大多正常，脑电图无特异性改变，一般用镇静药效果不佳。而肌阵挛性癫痫发作时有特异性临床特点：头下弯，两上肢伸展，两大腿向腹部屈曲。有突然剧烈躯干肌肉收缩时可使患儿突然摔倒，但可马上爬起。抽动频率慢，用意志不能控制，严重者可发展为癫痫大发作。发作越频繁，智力越受影响。脑电图异常，可见癫痫波，用硝基安定效果较好。

### 5. 抽动症与风湿性舞蹈病区别

抽动症和风湿性舞蹈病在症状上都有肌群不自主的抽动，包括面部、四肢不自主抽动，喉部肌肉抽动出现语音障碍。现在主要阐述两者的区别。

抽动症的抽动表现一般都是突然产生、迅速动作、瞬间消失的，虽多组肌肉均有抽动，但抽动形式在一定时期内是固定的。精细动作（如能很好地自己系鞋带、扣纽扣等）一般无异常，病情持续时间长，男孩多于女孩。而风湿性舞蹈病在抽动表现上也为突发性，但动作持续时间相对较长，动作幅度相对较大，全身及部分肌肉抽动会有不规则变化，动作有时不相同。上肢近端大动作如舞蹈样；足及足趾乱动，不能走直线；精细动作不能完成，甚至因口舌多动不能进食而严重影响日常生活。部分患儿伴有风湿热表现，约25%的患儿最后会发展为心肌炎。一般病程为1~3个月，可自行缓解，女孩多于男孩。

### 6. 抽动症可以以肢体疼痛为首发症状

个别病例以肢体疼痛为首发症状。特点是无明显诱因的四肢关节疼痛，逐渐发展到颈部、躯干部等。疼痛部位不固定，变化无规律。与同伴玩耍时症状减轻或消失。无不良病史。各种化验检查、X线等均无病理表现。抗风湿治疗无效。随着病程的延长，可逐渐出现肌群的不自主抽动、发怪声、模仿语言、吐口水、秽语等症状，此时诊断比较容易。待适当治疗后，随着抽动症状的好转，肢体疼痛也有好转或消失。所以，对于肢体疼痛反复不愈又无其他阳性体征的患儿要注意是否患有抽动症。

# 第二章 抽动症怎样治疗

## 一、为什么抽动症需要治疗

对于抽动症的患儿来说，及时有效的治疗极为重要。但不少父母对此类障碍存在认识上的误区。这些认识上的误区导致的唯一结果就是延误最佳治疗时机，使孩子产生实质性的多方面的损害。这些损害汇总起来包括如下几方面。

### 1. 继发学习困难

患儿的抽动和不自主发声导致注意力分散，严重抽动使患儿的眼睛很难盯在书本上。有些患儿上课时努力控制自己的发声性抽动，注意力不能集中在老师的讲课上，学习成绩一般较差。同学、老师的歧视或嘲笑使患儿更不喜欢上学，甚至厌学、逃学。

### 2. 个性发展问题

抽动症患儿如得不到及时、有效的心理干预，不但难以建立自尊、自信，形成健全的人格，而且很容易产生反社会心理。部分患儿到了青少年时期即发展成为品行障碍。

### 3. 社会退缩和社交障碍

如果患儿得不到及时有效的治疗，特别是抽动得不到控制，会严重影响他与同学、同伴的交往，产生自卑感、社会退缩、行为不成熟、社交障碍、口吃以及品行纪律问题，严重影响他们的社会交往和人际关系。

### 4. 给家庭带来不良影响和负担

面对孩子的这种找不到原因的疾病，许多父母百般困惑甚至互相责备，他们往往会体验到高水平的压力、自责、社会隔离、抑郁甚至婚姻不合。

所以，从某种意义上讲，抽动症已经成为影响孩子健康成长的新的危机，而且也已经成为一个重要的公共卫生问题。如何有效地关注和帮助这类孩子，使他们顺利健康地成长应该成为我们全社会的责任。

## 二、抽动症的治疗目标是什么

抽动症的治疗目标主要包括两个方面。

### 1. 控制核心症状或目标症状

抽动症治疗前应确定治疗的目标症状，即对患者日常生活影响最大的症状。抽动常常是治疗的目标症状，但也有些患者的目标症状是强迫观念和行为、注意缺陷多动障碍症状等。目前随着认识的深入，我们渐渐认识到真正损害孩子社会功能、对孩子造成巨大伤害的都是抽动症的共患病或并发症。所以积极控制并发症成为本病最重要的治疗目标之一。

### 2. 治疗的最终目的是恢复社会功能

治疗的最终目的是使患儿能够成为比较正常的成人，能够融入到成年人的社会里去。

## 三、西医上抽动症怎样治疗

### （一）西医西药治疗

### 1. 西药药物选择的原则

（1）对于严重的抽动症患儿，早期应用合理的药物治疗是非常必要的，也是综合治疗成功的基础。近几年，随着精神药理学研究的进展，应用新型非典型抗精神病药物喹硫平、利培酮、奥氮平、阿立哌唑等药物治疗抽动症已经成为新的治疗趋向，特别是对难治性病例效果更佳。国内外学者先后利用利培酮、喹硫平和阿立哌唑治疗抽动症，疗效肯定，副反应相对较轻。所以有逐渐取代氟哌啶醇、硫必利（又称泰必利）、哌咪清（又称匹莫齐特）、硝西泮等传统药物的趋势。

（2）对于难治性病例，近年来除抗精神病药物以外，作用于中枢 α 受体药物（可乐定），男性激素受体药物（氟他胺），烟碱及乙酰胆碱受体药物（美卡拉明）均有使用的报道。探索新药已成趋势。国内学者采用丙戊酸合并氟哌啶醇治疗难治性Tourette综合征，疗效肯定，副反应相对较轻，为Tourette综合征的治疗提供了一种新方法。

（3）治疗难治性病例共患的强迫、多动、焦虑、抑郁、自伤和冲动伤人症状，近年来越来越引起大家的关注，成为抽动症治疗的又一难题。一般多采用非典型抗精神病药物合并抗抑郁剂和/或抗焦虑药物联合治疗。对采用多种药物治疗无效的难治性病例，还可试用深部脑刺激（deep brain stimulation，DBS）或神经外科立体定向手术等非药物治疗。其效果如何尚无充分的研究报道，有待深入探索。

### 延伸阅读

## 非典型抗精神病药物在抽动症中的应用

典型抗精神病药物（氟哌啶醇、匹莫齐特）能有效降低抽动严重程度，但这些药物耐受性差，锥体外系和代谢的副作用明显。临床实践中，非典型抗精神病药物已经成为治疗Tourette综合征的一种新的治疗选择。

**利培酮** 非典型抗精神病药物中，仅有利培酮为控制抽动的A级证据药物。Meta分析发现，利培酮在短期内能有效控制抽动症状且耐受性良好，其常见副作用包括镇静、急性肌张力障碍反应、帕金森综合征、静坐不能、体位性低血压、高泌乳素血症伴乳房发育症和显著体重增加。临床使用时，起始剂量在0.25 mg/d，每5~7天逐步增加用量，最大剂量为0.25~4 mg/d。

**阿立哌唑** 有随机对照试验（randomized controlled trial，RCT）、开放试验研究和病例系列研究评价了阿立哌唑用于Tourette综合征的疗效和安全性，研究结果显示阿立哌唑能有效改善抽动症状，与传统治疗组相比疗效无统计学差异，耐受性良好，常见副作用为恶心、头痛、镇静和嗜睡等。

由于阿立哌唑短期治疗儿童Tourette综合征的有效性和安全性，其证据级别为B级，基于不同地区的临床实践差异，阿立哌唑在中国被推荐为一线治疗方案。在加拿大指南的推荐级别为弱推荐。临床使用时，起始剂量为1 mg/d，每7~14天增加2.5~5 mg/d，剂量范围是2~20 mg/d。

**齐拉西酮** 齐拉西酮治疗Tourette综合征的证据级别为B级，可用于治疗伴有肥胖或有其他危险因素的代谢综合征/糖尿病的Tourette综合征患者。临床使用时，起始剂量为5~10 mg/d，每周逐步增量至10~40 mg/d。

**奥氮平** 虽有开放试验和病例报告的研究证据表明奥氮平可控制抽动症状，但证据级别仅为C级，目前研究证据主要来源于无对照的研究数据，其疗效还需大样本的随机对照试验验证。奥氮平可能对治疗抽动并伴有精神共患病有效果，但研究数据非常缺乏。此外，显著的体重增加和过度镇静等常见的不良反应也限制其广泛应用。临床使用时，起始剂量为2.5~5 mg/d，每5~7天逐步加量，最大剂量为30 mg/d。

**喹硫平** 支持喹硫平治疗Tourette综合征疗效的证据，仅来源于一些病例报告研究和开放性试验，证据级别为C级。镇静和体重增加是最常见的副作用。临床使用时，喹硫平起始剂量为12.5~25 mg/d，根据耐受性逐步增加用量，最大剂量为300~400 mg/d。

**结语** 非典型性抗精神病药物广泛应用于Tourette综合征的治疗，其中利培酮是研究证据相对充足的有效药物；阿立哌唑是治疗Tourette综合征具有较好前景的药物；齐拉西酮、奥氮平与喹硫平虽能改善抽动症状，但随机对照试验缺乏，有待进一步研究证实。

### 2.药物联合治疗应注意哪些问题

抽动症常共患注意缺陷多动障碍、强迫障碍等行为和情绪问题。因此常需药物联合治疗。不同的共患病需要联合的药物不同，而且在联合用药时应注意药物之间的相互作用。

（1）抽动症共患ADHD时的药物治疗

可乐定、托莫西汀或三环抗抑郁剂是治疗这种情况的首选药物。后者一般选择丙咪嗪和地昔帕明。三环类药物有口干、视物模糊、便秘、心动过速、心电节律异常等自主神经副作用。误服大剂量会出现意识障碍、抽搐和窦性心动过速等中毒表现，不及时抢救可致死。因此，用三环类药物时一定要注意药物的安全性问题，用药前后检查心电图，一次处方量不能超过24片，要嘱咐家长保管好药物。另外也可以使用单胺氧化酶抑制剂。氟西汀对抽动症状、注意障碍、多动以及强迫症状都有效果。该药副作用较轻，一些病例会引起食欲下降。关于两种症状合并的病例是否使用兴奋剂一直存在争议，传统观点倾向于兴奋剂会加重、甚至诱发抽动症，而新近的观点认为这种影响不大，小剂量兴奋剂对抽动症症状甚至有好处。因此对于某些两种症状都明显的病例可以在使用抗抽动药物的基础上试行加用小剂量的兴奋剂。

（2）抽动症共患强迫症状时的药物治疗

在治疗抽动症状的同时，首选选择性5-羟色胺再摄取抑制剂（selective serotonin reuptake inhibitor，SSRIs）类抗抑郁药。以小剂量开始，逐渐调整剂量。三环类药物中的氯米帕明副反应较大，每日剂量2~5 mg/kg，分2~3次口服。

### 3.抽动症如何维持治疗

抽动症是多发于儿童时期的一种精神神经性疾病，近年来发病率持续增加，本病起病隐匿、病程长，迄今病因和发病机制并不清楚，因此目前治疗仍然以对症为主，兼顾可能的病因。抽动症大多数可缓解，少数症状迁延，但积极治疗可以极大降低对学习生活的影响；其中Tourette综合征是慢性过程，需长期服药以控制症状。有些发病年龄较早的抽动症患儿预后较差，可导致行为问题和人格缺陷，需特别注意加强教育和心理指导。

关于治疗疗程，一般数月或1~2年，在减量的基础上逐渐停药。抽动症是一种复杂的、慢性的精神障碍。虽然起病于儿童时期，但是许多患者症状迁延，治疗困难，甚至延续到成年时期，导致终生疾患。因此，有效的治疗，尤其是药物治疗是改善疾病预后的强有力手段之一。

维持治疗的目的在于巩固疗效和减少复发。维持治疗时间一般在6个月~2年，或更长时间，停药过早易导致症状复发。维持治疗量是以达到保持病情稳定的最低有效量为原则，一般为常规治疗量的1/2~2/3。结束维持治疗时采取逐渐减量至停药的方式更为稳妥。

## 【西医治疗案例】

患儿刘××，男，10岁，小学4年级学生。

患儿于4岁时无明显诱因出现不自主清嗓子，家人以为咽炎带其到综合医院耳鼻喉科就诊，之后按慢性咽炎治疗1年余。治疗中间清嗓子曾一度好转，但出现不自主眨眼、耸鼻子、甩头等症状，时常突然发出像狼一样的吼叫声。遂在当地神经内科按"抽动症"服用氟哌啶醇治疗，最大剂量3 mg/d，但出现严重的锥体外系反应（extrapyramidal symptoms，EPS）和困倦，之后又先后间断服用硫必利（最大剂量 0.4 mg/d）、肌酐片及中药治疗。症状时好时坏。近半年患儿一直服用中药（汤药）治疗（具体配方不详）。症状仍然较重，主要表现为：鼓肚子，走路时一蹦一跳，见到人时就控制不住地想骂对方，上课常走神。为此不愿去上学，怕同学笑话自己，也怕因为骂人而引起冲突。故来门诊治疗。

对芒果、海鲜过敏。

独生子。母孕期健康，足月剖腹产，自幼生长发育正常。6 岁上学，成绩中下等，功课方面需要父母较多的辅导。性格内向、胆小、易发脾气。

外公患抑郁症。根据父亲回忆其小时侯可能有过多动症的经历。

**躯体检查：** 未见明显异常。

**精神检查：** 意识清晰，定向力完整，被动接触，交谈中可见注意力不集中，一副心不在焉的样子，时常会站起来跳一下，称见到人就想骂，多数情况下控制不住，即使有时能控制住，也会因此痛苦万分。谈话间患儿时而会低声快速溜出一两句脏话。

**心理测查：** 智力检查正常（IQ=92）；注意力数字划销测验的结果显示错误率为 23%。

**诊断：** Tourette 综合征伴多动症状。

**治疗经过：** 单用阿立哌唑治疗。起始剂量 2.5 mg/d，第一周末症状没有改善，增加剂量到 5 mg/d，第二周末仍改善甚微，将剂量增加至 7.5 mg/d，出现手抖的锥体外系副反应，加用盐酸苯海索 1 mg/d 缓解，同时抽动症状明显改善，一个月以后抽动症状基本消失。随访一年，症状基本稳定，恢复正常上学。

## （二）西医非药物治疗

### 1. 心理治疗

心理治疗是综合治疗的重要环节，是防止疾病的复发和减少并发症的主要手段。

（1）心理转移法

临床观察发现，抽动症的症状在紧张着急时加重，放松时减轻，睡眠时消失。因此，当儿童抽动发作时，不要强制其控制，最好采用转移法，如发现患儿抽动明显时，可让他帮你把报纸递过来或做些轻松点的事。这样由抽动症所带来的紧张、焦虑和自卑感，通过肢体的有目的活动而逐渐得以减轻和缓解。

（2）认知支持疗法

儿童常因挤眉弄眼等抽动症状而深感自卑，他们不愿抛头露面，社交退缩，越紧张、自卑，症状越严重，症状越严重就越紧张、自卑，患儿在这种恶性循环中感到痛苦而不能自拔。如果此时父母还唠叨、过分限制、没完没了地指责，尤如雪上加霜。所以，对待这种症状，最好的办法就是打破恶性循环，通过心理医生的指导，父母与儿童一起分析病情，正确认识抽动症状的表现就像躯体感冒发烧一样，是一种病，并不是坏毛病，逐渐增强克服疾病的信心，消除自卑感。事实证明，这是促进疾病康复，避免对儿童心理发展受到影响的有效方法。

（3）对家庭的干预

近年来研究发现，抽动症患儿家长的知信行水平不理想，患儿处在一个相对不良的家庭环境中。家庭环境不良，如不和谐、多冲突、少娱乐、亲密度低、少情感交流、父母离异、亲人亡故等；另外家庭教育不良，父母养育方式存在问题，如管教过严、过于挑剔、苛刻、高拒绝、多否定、过分干涉和要求超过实际水平等；许多抽动症患儿家长将抽动症作为一种不良习惯，希望通过严格管理来改善。因此，家庭干预尤为重要，首先要提高家长对抽动症特征和预后的认识，正确对待患儿，既不视其为故意出洋相而加以训斥、批评、惩罚，也不以"患病"为借口而过分迁就。对家长本身的焦虑、强迫、紧张等心理变化也应予以干预，抽动症患儿家长自身常存在焦虑、强迫等情绪问题，在管理患儿时经常走极端。家长应配合医师的工作，家长不要强调难治性，不要过度关注，不要频繁变换医师，也不要过分溺爱，创造良好的家庭环境。

（4）对学校的干预

应向学校、老师及同学宣传抽动症的基本知识，倡导像关心躯体疾病儿童一样关心、包容抽动症患儿。对因症状或药物不良反应影响学习的抽动症患儿，应予减轻学业负担，制定因人而异的课程计划，鼓励患儿参加正常学校学习和课外活动，帮助其改善伙伴关系；提高自尊心，像健康学生一样学习、生活；不要歧视和嘲笑患儿。学习不良环境，如教师要求过高、过于严格、同学嘲笑、与同学争执等，有时考试和课堂提问等均会加重抽动症状。患儿正常活动不受影响，但剧烈活动有时会加重症状，故患儿可适当减少竞技性太强的体育活动。

## 2.行为干预

多种行为干预方法已应用于治疗抽动症，并已取得良好疗效。主要包括正性强化（positive reinforcement，PR）、消退法（extinction）、密集练习（massed practice，MP）、放松训练（relaxation training，RT）、自我监察（self-monitoring，SM）、基于功能或情境管理（contingency management，CM）方法、习惯逆转训练（habit reversal training，HRT）、暴露与反应预防（exposure and response prevention，ERP）、认知行为治疗（cognitive behavioral therapy，CBT）等。

（1）正性强化

正性强化是指当某一操作性行为在某种情景或刺激下出现后即时得到的一种正强化物，如果这种正强化物能够满足行为者的需要，则以后在那种情景或刺激下，这一特定的操作性行为出现概率会升高。对于抽动症患儿，家长帮助患儿用意念去克制自己的抽动行为，只要患儿的抽动症状有些减轻，就及时给予适当的表扬和鼓励，以强化患儿逐渐消除抽动症状。

（2）消退法

消退法是一种简单易行且效果显著的行为矫正方法，通过消退法可以消除已建立的不良行为。抽动症患儿的家长过度关注患儿的抽动症状，通过严格管教甚至通过各种惩罚试图减轻症状，实际上适得其反。

（3）密集练习

密集练习要求患儿主动重复其抽动症状，一分钟内重复数次。原理是通过不断重复抽动症状，引起反应抑制或产生疲劳，导致症状消退。密集练习是最常用的行为治疗方法之一，早期的几个案例表明密集练习有效，但随后报道结果不一。

（4）放松训练

放松训练有两个目的：一是放松肌肉，二是缓解焦虑。由于抽动症状会因负性生活事件或环境因素影响而加重，部分患者合并焦虑障碍。当患者焦虑情绪加重时，其抽动症状也加重，放松训练常可减轻焦虑。以往研究表明，放松训练可减少抽动频率，但大多数对照研究发现其作为单一治疗手段并无显著效果，放松训练常作为综合性治疗抽动症的组成部分。

（5）自我监察

自我监察是一种常用的行为治疗方法，是指让患者刻意注意自己的抽动症状，按时间不间断地记录抽动行为频率，通过提高自我对抽动症状的觉察，从而减少抽动频率。自我监察用于治疗抽动症的报道较少，自我监察能阻止抽动行为发生，短期有效，但长期疗效不确切；自我监察作为单一治疗手段其疗效未被证实，与放松训练一样可与其他方法联合应用。

（6）基于功能或情境管理方法

基于功能或情境管理方法指管理问题方式视情境而定，这种干预方法目的不是治疗抽动症状，而是建立一种系统性管理方法将抽动症状的发生尽可能减少。如有学者研究发现，当儿童出现抽动症状时，若给以关注，抽动行为会增加，当要求父母忽视患儿的发声性抽动并在未抽动时给以每15秒关注1次，抽动症状很快减少、消失。另一研究发现，患儿抽动症状与姿势有关，抽动症状坐着时频繁、躺下时减少，因此，建议作为综合治疗的一部分，在情况允许时尽可能躺下。这种管理方法需对能使抽动症状恶化的因素进行全面评估，确认哪些情境引起抽动增加，并制定特殊方法进行干预，以达到减轻抽动症状的目的。目前这些研究结果主要来自小样本非对照研究，短期疗效得到肯定，但长期性效果并未得到验证。基于功能或情境管理尽管与抽动症理论上的假设一致，但作为单一治疗手段尚未得到足够验证。

（7）习惯逆转训练

习惯逆转训练是一种由多种疗法组成的综合性干预。治疗中，治疗师训练患儿发现抽动症状和抽动先兆的能力，直到能准确掌握。这种训练能阻止抽动发生或至少使抽动更难发生。目前证明习惯逆转训练是最有效的行为矫正方法。

（8）暴露与反应预防

暴露与反应预防是患儿暴露于先兆感觉从而阻止抽动症状出现，理论依据是当个体习惯于先兆冲动，并学会容忍抽动不发作所致的不适时，抽动频率减少。与习惯逆转训练不同的是，患者不是学会对抗，而是学会压抑抽动，当集中注意于先兆冲动有关的不适感觉，结果是压抑时间越来越长。持续暴露被认为会导致习惯化，从而减少抽动频率。有研究结果显示对Tourette综合征治疗有效，但有效性缺乏足够证据。

📖 延伸阅读

## 习惯逆转训练

习惯逆转训练（HRT）是40年前由Azrin和Nunn为治疗紧张习惯和抽动而发明的。最初，HRT是由几个步骤组成的一个全面的程序，在过去的几十年里发生了一些变化。HRT 的简化版本已经证明与 Azrin 和 Nunn 的同样有效，而且更简单易行，适用于所有儿童期重复行为障碍的治疗。它包括三个基本组成部分：意识训练、竞争性反应训练和社会支持。

意识训练由几个要素组成。首先，治疗师要求患儿尽可能详细地描述和再扮演需要治疗的重复行为（如运动或发声性抽动）。其次，患儿和治疗师一起做游戏。游戏中，治疗师模仿患儿需要治疗的目标行为，同时要求患儿必须准确地发现并指出该行为。这项练习应持续至患儿能够准确辨认其中的五分之四为止。然后，治疗师和患儿进行识别问题行为的"先兆表现"。Tourette 综合征患儿常常自诉在抽动发生前有一种前兆的冲动。患儿描述的冲动感包括瘙痒、抓挠和身体局部的紧张感。同样，患儿必须准确识别目标行为中五分之四的先兆表现，才能进入下一部分的练习。

竞争性反应训练中，治疗师要教会患儿使用一种与目标行为相反的动作来竞争和对抗目标行为。例如，表现为清嗓抽动的患儿可以在意识到咽部发痒的时候练习放松或者调节呼吸（如用鼻吸气、用嘴呼气）。同样，患儿可以把手放在体侧或者交叉双手以对抗上臂抽动。竞争性反应有三项普遍原则：①选择的反应必须与目标行为相反；②必须持续一分钟或者直到抽动的欲望消失为止；③应该不引人注目。教会患儿在意识到目标行为发生或者有先兆表现时即开始竞争性反应训练。

社会支持部分包括确定一个家庭成员或朋友在患儿应用竞争性反应时给予支持和鼓励。尽管有研究认为 HRT 的社会支持部分对成人来说不是必需的，但是对儿童的治疗是一个重要的组成部分。目前已有许多研究结果支持 HRT 对抽动症的疗效。Azrin 和 Nunn 首次对拔毛发、咬指甲、吮拇指以及抽动的患儿进行了 HRT 治疗的研究。尽管其研究方法存在明显的局限性（如患者的自我报告作为唯一的测量方法，缺乏对照组），结果证明 HRT 是有效的，可使 83.3% 的重复行为完全消失。在后续的研究中，Peterson 等将 14 例 Tourette 综合征患儿随机分为 HRT 组和对照组。抽动频率通过录像带观察的方式进行测定（优于患者自我报告）。在12个月的随访中，作者观察到抽动症状在诊所和家中分别减轻89％和92％。对照组在最初的3个月中无好转，给予HRT治疗后，在治疗结束时，抽动频率的减少与实验组相似。

尽管已有很多证据表明HRT是减轻抽动严重度的有效方法，应作为儿童和成人抽动症患者的首选行为治疗方案，但是目前能够开展HRT治疗的训练有素、经验丰富的专家并不多，因此需要更多相关的专业培训，以便更好地推广该项技术，同时也能够对更大样本的不同临床表现的患者进行更深入的研究。

### 3.神经调控治疗

对于药物难治性抽动症患儿，脑电生物反馈（EEG biofeedback）、深部脑刺激（deep brain stimulation，DBS）、重复经颅磁刺激（repeative transcranial magnetic stimulation，rTMS）、经颅微电流刺激（cranial electrotherapy stimulation，CES）等神经调控治疗方法正日益受到国内外许多研究者的关注。

（1）脑电生物反馈治疗

脑电生物反馈治疗优势在于无不良反应和无创伤性，但脑电生物反馈治疗也有一定的局限性，尤其是对于一些病情较重、病程长且反复发作并伴有其他问题的抽动症患儿，脑电生物反馈疗效不理想。脑电生物反馈主要应用操作条件反射的基本原理，采用专门电子仪器准确测定神经肌肉和自主神经系统活动状况，并将这些信息有选择地放大成视觉和听觉信号，通过训练选择性强化的某一频段脑电达到治疗目的。与治疗ADHD相比，目前国内外对脑电生物反馈治疗儿童抽动症的报道较少，且主要应用于治疗Tourette综合征患儿。

（2）深部脑刺激

深部脑刺激治疗儿童抽动症的作用机制是通过对大脑深部苍白球及丘脑进

行电刺激，减少大脑多巴胺（dopamine，DA）递质释放，干扰神经回路，从而抑制抽动。到目前为止，相关研究报道，刺激靶点有丘脑中央中核、室周质、腹后部苍白球内侧、腹内侧苍白球内侧、苍白球外侧、内囊和伏隔核。最佳手术靶点的确定仍需要多中心、随机试验，并且需要进一步加深对Tourette综合征神经生理学的认识。加拿大抽动症循证治疗指南指出，虽然有证据表明深部脑刺激是有效的，但证据质量较差，且该疗法的风险及负担较大，建议深部脑刺激可作为症状很严重、严重影响生活质量且药物治疗无效的患者的一种试验性疗法。

（3）重复经颅磁刺激

重复经颅磁刺激不仅可产生刺激局部及功能相关的远隔部位生理生化和功能改变，而且产生的生物学效应可持续至刺激停止后一段时间。重复经颅磁刺激有3种刺激模式，即单脉冲、双脉冲和重复脉冲刺激，其中双脉冲刺激可引起短时皮质内抑制。很多研究报道，刺激点选在辅助运动区（supplementary motor area，SMA），对改善抽动症状有一定效果。

（4）经颅微电流刺激

经颅微电流刺激是神经调控治疗的一种方法，为治疗焦虑、抑郁、失眠及儿童相关情绪障碍的一种非药物治疗方法，这种疗法通过夹在耳垂上的耳夹电极产生微安级别的微电流刺激大脑，改善异常脑电波，调节大脑神经递质和应激激素的分泌，并使之重新达到平衡状态，从而达到治疗的目的。此方法研究尚不深入，缺少循证医学证据。有小样本研究报道，应用经颅微电流刺激治疗儿童抽动症有效，其疗效虽劣于阿立哌唑，但其不良反应小，可以作为治疗儿童抽动症的一种选择。

## 4.手术治疗

抽动症患儿在药物治疗、心理治疗、行为干预及神经调控治疗等不能取得良好效果的情况下，外科手术成为难治性抽动症的最后选择。目前虽然有手术治疗抽动症的有效性和安全性的研究报告，但只能作为试验治疗，可针对其皮质、扣带回皮质、丘脑或小脑区域进行神经外科干预。

### 5.抽动症的饮食及环境治疗

除药物和心理治疗外，还应注意妥善安排日常作息时间，避免过度紧张疲劳，适当参加一定的体育和文娱活动，使其尽量处于一种轻松愉快的环境之中。过量食用含色素、食物添加剂等食物可促使这类儿童行为问题的发生，包括活动过度和学习困难。含咖啡因的饮料可加重抽动症状。为此，对这些儿童的食物应避免应用食物添加剂、色素、咖啡因和水杨酸等。

## 四、中医上抽动症怎样治疗

抽动症是儿童难治病之一，多隐匿起病，症状时有起伏。中医从整体观念、辨证论治出发治疗抽动症，有一定的优势，但各个医家未能形成一个较统一的治疗准则，加之临床上较常出现西药药物控制欠佳后再寻求中医治疗，进一步增加了中医治疗本病的难度及诊治周期。

### （一）中医辨证治疗

中医治疗优势就是辨证施治以平肝息风为基本治疗原则，根据中医辨证分型制订治疗方案。

### 1.辨证分型

（1）肝亢风动证

治宜平肝息风，泻火定抽，予千金龙胆汤加减。常用药：龙胆、钩藤、柴胡、黄芩、桔梗、芍药、茯苓、甘草等。

（2）痰热扰动证

治宜清热化痰，息风止抽，予黄连温胆汤合礞石滚痰丸加减。常用药：黄连、黄芩、青礞石、石菖蒲、郁金、半夏、陈皮、枳实等。

（3）**脾虚肝旺证**

治宜扶土抑木，调和肝脾，予十味温胆汤加减。常用药：党参、茯苓、陈皮、半夏、胆南星、枳实、远志、钩藤等。

（4）**阴虚风动证**

治宜滋水涵木，柔肝息风，予大定风珠加减。常用药：龟板、鳖甲、牡蛎、生地、阿胶等。肺阴受损，金鸣异常，喉发异声，加桑白皮、玄参、桔梗养阴清热，宣肺利咽；心神不定，惊悸不安，加茯神、钩藤、炒枣仁养心安神；血虚失养者，加何首乌、潼蒺藜、天麻养血柔肝。

## 2.治法治则

（1）**从风论治**

《素问·阴阳应象大论》云："风胜则动。"《内经·至真要大论》有"诸风掉眩，皆属于肝，诸热瞀瘛，皆属于火，诸暴强直，皆属于风"的记载。《小儿药证直诀》云："凡病或新或旧，皆引肝风。风动则上于头目，目属肝，风人于目，上下左右如风吹，不轻不重，儿不能任，故目连劄也。"小儿肝常有余，易被六淫所感，情志所伤，木失调达，郁结不疏，化火生风，则可见耸肩、眨眼等。胡天成教授遵循"治风先治血，血行风自灭"的理论，创立养血息风汤。该方是在四物汤基础上加全蝎、蜈蚣、僵蚕、蝉蜕而成：四物汤促五脏生血液，全蝎、蜈蚣息风解痉，蝉蜕、僵蚕疏风清热、祛风止痉。临床上以主要抽动部位不同临证加减。赵时雨教授结合"小儿易怒，肝病最多"观点予四逆散加减以疏肝气、调肝郁，常用药为柴胡、白芍、枳实、枳壳、香附、菊花、蝉蜕、蔓荆子、桑叶、谷精草、蒺藜、防风。程燕教授常用天麻、钩藤饮以养血敛阴、平肝潜阳。徐荣谦教授认为本病基本病机为胆气受损，但肝与胆相表里，采用温胆汤取得较好疗效。李秀亮以五花散（金银花、菊花、蝉蜕、夏枯花、密蒙花）为基础清热疏风，龙胆泻肝汤清肝泻火。谷晓红教授认为本病是胃肠积热引动肝风而致，自拟消积息风汤每获良效，基本药物组成为蒲公英、莱菔子、瓜蒌、生白术、焦三仙、浙贝母、天麻、钩藤、菊花、白僵蚕、远志。刘小凡教授应用银翘散以疏散外风达平息内风的方式取得较好的疗效。

（2）从痰论治

汪昂《汤头歌诀·除痰之剂》中有："百病多由痰作祟"记载。朱震亨《丹溪心法·痰》云："痰之为物，随气升降，无处不到。"《幼科发挥》中："惊其后气不散，郁而生痰，痰生热，热生风，如此而发抽搐。"小儿脾常不足，若平素调护失宜，损伤脾胃，肝经有热，肝失疏泄，肝木克脾土，易聚湿生痰，痰浊内生，蒙蔽清窍，则出现一系列如点头、眨眼等症状。蔡根兴教授根据临床经验总结"调脾止抽方"以理气健脾、消食导滞，基本药物组成为厚朴、茯苓、山药、山楂、炒麦芽、槟榔、木香、白蒺藜，根据不同侧重加减，如心火偏旺，躁扰不宁者加黄连、莲心、灯芯、远志、五味子、琥珀。原晓风教授从心脾积热辨证，自拟清心泻脾汤加减，基本药物组成如下：黄连、栀子、枳实、黄芩、柴胡、天麻、钩藤、石菖蒲、全蝎、珍珠母、代赭石及守宫。葛国岚用归脾汤加减以健脾养心，气血双补。王有鹏教授运用菖蒲温胆汤以清热化痰、息风宁神法治疗痰火扰神型，具体方药如下：茯苓、清半夏、麸炒枳实、姜竹茹、陈皮、玄参、蝉蜕、桔梗、浙贝母、天麻、钩藤、郁金、石菖蒲、木瓜、伸筋草、谷精草、生甘草。辽宁中医药大学附属医院儿科采用文静汤以滋阴潜阳、平肝止痉治疗阴虚风动所致的抽动，具体方药如下：白芍、钩藤、珍珠母、龙骨、牡蛎、僵蚕、茯苓、麦冬、石菖蒲、甘草。

（3）体质论治

抽动症多发于青少年，由其体质的特殊性决定的。刘弼臣教授认为本病的发病原因为先天禀赋不足，素体虚弱，或因五志过极，或过食肥甘厚味，或外感六淫之邪，内外之因相合而成。汪受传教授认为本病是先天不足，精血不充，稍有感触即产生阴阳偏颇而出现抽动诸证。还有专家认为本病与遗传因素、环境因素、食品污染以及自身体质问题也存在不可分的关系。我们认为本病虚实夹杂，"实"即风火痰湿，"虚"即肝脾肾三脏不足。其病因无论是先天禀赋异常还是后天失养，其本质皆是体质偏颇。清朝的叶天士在《临证指南医案》上记载："凡论病先究体质、形色、脉象，以病乃外加于身也。"小儿体质各异，且体质短期内难以改变，当平和质出现偏倾，遇外因诱发而病，易致病情反复，绵延不愈。儿童抽动症病位在肝，肝体阴而用阳，喜条达而主疏泄，其动在握，故引动肝风见频发眨眼、撅嘴、皱眉、摇头、耸肩、吸腹、清嗓子等不自主动作。如素体脾虚之人，脾虚气弱，运化失健，水湿潴留，聚液成痰，痰阻气滞，气郁化火而生风，脾开窍于唇，主肌肉见摇头、撅嘴等症状。

**痰火质体质抽动症**

**常见症状**：摇头、耸肩、瞪眼、甩肩或喉中发声，怪叫，秽语等抽动、多动表现，多伴面红气促，烦躁口渴，喉中痰鸣，夜眠不安，性格冲动，溲黄便干，察其舌质红，苔黄腻，脉弦滑或滑数。

**特点**：抽动有力，病程较短，属实证、里证、热证、阳证病候。

**治疗**：以化痰泻火为主，疏肝息风为辅，方选黄连温胆汤合天麻钩藤饮加减。取茯苓、半夏健脾燥湿化痰，天麻、钩藤平肝息风，陈皮、枳实理气化痰，黄连、栀子清热泻火。抽动严重者加全蝎、白芍；痰浊壅盛者加白附子、青礞石；怪叫秽语者加胆南星、郁金。

**脾虚痰湿型体质抽动症**

**常见症状**：摇头、皱额、清嗓子、吸腹等抽动、多动表现，伴面黄，偏胖，神疲少动，胸闷作咳，食少纳呆。察其舌淡，苔白厚腻，脉沉滑或弱。

**特点**：嗜肥甘厚腻，喉中声响，胸闷作咳，病程较长，发作反复，大便黏滞等虚证、里证、无热病候。

**治疗**：以健脾化痰理气为主，疏肝息风为辅，方选半夏厚朴汤合芍药甘草汤加焦三仙加减。取半夏、茯苓燥湿健脾化痰，厚朴理气化痰，焦三仙消食化积，桔梗、牛蒡子清痰利咽。乏力、气虚重者加山药、黄芪；大便溏者加苍术、薏苡仁；抽动吸腹者加全蝎、白附子、大腹皮。

**阴虚质体质抽动症**

**常见症状**：耸肩、摇头、眨眼、皱眉、清嗓子等肢体抽动多动少静表现，多伴形体消瘦，两颧潮红，寐差惊悸，五心烦热，头晕耳鸣，自汗盗汗，察其舌红，苔少，脉细数。

**特点**：病程较长，抽动幅度较小，肢体震颤，属虚证、里证、虚热病候。

**治疗**：以滋阴潜阳为主，疏肝息风为辅，方选大定风珠合天麻钩藤饮加减。取龟甲、鳖甲、生牡蛎滋阴潜阳，地黄、鸡子黄、白芍柔肝息风，天麻、钩藤平肝息风。虚火过旺，烦热盗汗者加知母、黄柏、夏枯草；寐差惊悸者加珍珠母、琥珀；急躁易怒者加柴胡、郁金。

**常见症状**：皱眉、噘嘴、耸鼻、眨眼、吸腹或"吭吭"秽语等抽动、多动表现，多伴精神倦怠，情志不畅，面黄或青，纳呆胸闷，夜卧不安，溲清，便溏。察其舌淡，苔白或腻，脉多弦细。

**特点**：病程较长，性格多内向，或娇生惯养，性格急躁。点头耸肩，甩手，吸腹时多伴喉中发声，发声后胸闷症状减轻。

**治疗**：以扶土抑木，息风定痉为主，方选柴胡疏肝散合归脾汤加大腹皮、山豆根加减。取柴胡、香附、枳壳疏肝理气，茯苓、白术、健脾祛湿，龙眼肉、酸枣仁养心安神，大腹皮下气宽中，山豆根利咽化痰。肝气过亢者加钩藤、龙骨；脾虚纳呆者加焦三仙、鸡内金；抽动频作者加天麻、葛根；眠差不安者加珍珠母、煅石决明等。

*脾虚肝亢型体质抽动症*

📖 **延伸阅读**

## 小儿体质的特点

小儿体质有其特殊性。《灵枢·寿夭刚柔》"人之生也，有刚有柔，有弱有强，有短有长"，已明确指出人有体质差异。《小儿药证直诀》中记载"五脏六腑，成而未全，全而未壮。"万全在《万氏家藏育婴秘诀·五脏论治总论》中指出"五脏之中肝有余……娇肺遭伤不易愈。"吴瑭在《温病条辨·解儿难》中指出："小儿稚阳未充，稚阴未长者也。"小儿体质的特点决定各种因素均易影响小儿，体质异常是其发病的基础，体质偏颇是其内因。纵览古今，无论是从"稚阴稚阳"到"纯阳"之体，还是"脏腑柔弱，易虚易实，易寒易热"到"三有余，四不足"理论的创立，无不渗透着体质学说的特征。体质学说即阐明了个体对疾病的易感性，阐释其发病原理，解释病理证候的不同，反映体内正气的强弱，影响转归，亦可指导辨证治疗。

体质论治不仅是治病求本的反映，更是对同病异证正气的强弱，影响转归，亦可指导辨证治疗。体质论治不仅是治病求本的反映，更是对同病异证与异病同证的诠释。由于体质的差异，同一疾病可表现出不同的证候，采取不同的治法，不同的疾病也可因体质相同，表现为大致相同的证候，采取大致相同的治法。

## （二）其他治疗方法

### 1.推拿

（1）知分布，准确定位

四肢部：心经、肝经、脾经、肾经、内劳宫、二人上马、三阴交。

头面部：天门、坎宫、太阳、耳后高骨、百会、攒竹。

胸腹部：丹田。

腰背部：捏脊。

（2）辨证型，选穴定法

实证、热证、阳亢以方1为主，方2为辅；虚证、寒证、清阳不升以方2为主，方1为辅。方1、方2组成如下。

处方1组成

【操作要点】

心肝同清：患儿食指、中指伸直，家长以拇指螺纹面循患儿掌面自指根向指尖方向直推螺纹面，为心肝同清，3~5分钟。

头面四大手法：家长双手拇指螺纹面交替由宝宝两眉头之间向上直推至额上前发际处为开天门，1分钟；家长双手拇指螺纹面自眉头分推向眉梢成一横线为推坎宫，1~2分钟；家长双手中指揉眉梢与目外眦后一寸凹陷中为揉太阳，2~3分钟；家长双手拇指置于耳后入发际高骨后凹陷处（即耳后高骨）进行三揉一拍，50~60次。

头部三振按：拇指指腹或掌根振按百会，每振5~8秒，停顿片刻，再振，共操作约1分钟；两手食、中、无名三指并拢分别置于两目上眶，3揉1振，2~3分钟；两掌相对置于两太阳穴，对称向中央挤按；后一手掌置于前额，另一掌置于后枕部亦对称向中央挤按；每挤按3~5秒，振1次，操作2~3分钟。

三阴交操作：两手拇指端分别置于内踝高点直上3寸，当胫骨内侧面后缘处（三阴交），先点10次，后以拇指指腹振按30~40秒，再上下搓擦令热。

## 处方2组成

### 【操作要点】

补脾经：家长用拇指螺纹旋推患儿拇指螺纹面，为补脾经。3~5分钟。

补肾经：患儿小指伸直，家长以拇指螺纹面循患儿小指掌面自指根向指尖方向直推螺纹面，为补肾经。3~5分钟。

揉二马：家长用拇指端揉手背无名指及小指掌指关节后陷中，为揉二马。2~3分钟。

揉内劳宫：家长一手持宝宝4指令掌面向上，另一手拇指端揉患儿掌面第三、第四掌骨歧缝间凹陷中穴处。1~2分钟。

捏脊：家长用拇指桡侧缘顶住患儿脊柱部皮肤，食、中两指前按，三指同时用力提拿肌肤，从尾骨尖端开始沿脊柱自下而上直到第七颈椎棘突下的大椎穴两侧，双手交替捻动向前推行，捏3~5次。

丹田操作：以三指或全掌摩小腹约1分钟；揉2~3分钟；每振3~5秒，放松，再振，约1分钟；横擦令热。

**【常见症状】** 耸肩、摇头、眨眼、皱眉、清嗓子等肢体抽动多动少静表现，多伴形体消瘦，两颧潮红，寐差惊悸，五心烦热，头晕耳鸣，自汗盗汗，察其舌红，苔少，脉细数。

**【常用手法及穴位】** 方1配合方2。水底捞月、点攒竹、点四白、推桥弓、下推天柱骨、拿太溪、摩涌泉。

**【操作要点】**

**水底捞月：** 家长用一手握捏住患儿四指，将掌面向上，用冷水滴入患儿掌心，用另一手拇指螺纹面着力，紧贴患儿掌心并作旋推法，行走路线似月牙形，边推边用口对着掌心吹凉气，反复操作。30~40次。

**点攒竹：** 家长双手拇指螺纹面点眉头陷中，眶上切迹处。10~20次。

**点四白：** 家长双手拇指螺纹面点眼眶下缘正中直下一横指处。10次。

**推桥弓：** 家长用拇指自上向下推抹颈部两侧胸锁乳突肌。左右各5~8次。

**下推天柱骨：** 家长用拇指或食指自上而下直推颈后发际正中至大椎成一直线。令局部潮红。

**拿太溪：** 家长用拇指和食指推拿内踝后缘与跟腱之间（平内踝尖）。10次。

**摩涌泉：** 家长用拇指螺纹顺时针按摩宝宝足底（除开脚趾）前三分之一处，即脚掌向下弯曲时，呈凹陷处。20次。

阴虚风动证

**【常见症状】**皱眉、噘嘴、耸鼻、眨眼、吸腹或"吭吭"秽语等抽动、多动表现，多伴精神倦怠，情志不畅，面黄或青，纳呆胸闷，夜卧不安，溲清，便溏。察其舌淡，苔白或腻，脉多弦细。

**【常用手法及穴位】**方1。打马过天河、掐精威、掐山根青筋、扫散头侧、分推腹阴阳、推擦心俞、掐太冲。

**【操作要点】**

**打马过天河：**家长用食指、中指指面沿前臂内侧中线从腕部总筋穴（大陵穴）弹打至肘弯（尺泽穴）。拍打至皮肤潮红。

**掐精威：**家长用两拇指端一掐手背二三掌骨歧缝间，另一掐手背四五掌骨歧缝间。各10次。

**掐山根青筋：**家长用拇指端掐两眼内眦连线中点与印堂之间的斜坡上，10次。

**扫散头侧：**家长用拇指桡侧部或其余四指指端快速地来回推抹头颞部，1~2分钟。

**分推腹阴阳：**家长用两拇指指腹沿肋弓下缘向旁分推，20~30次。

**推擦心俞：**家长以拇指指腹向下推擦第5胸椎棘突下，旁开1.5寸处。令局部发热。

**掐太冲：**家长用拇指端掐足背第1~2跖骨结合部之前方凹陷处。

**心肝火旺证**

**【常见症状】**摇头、皱额、清嗓子、吸腹等抽动、多动表现，伴面黄，偏胖，神疲少动，胸闷作咳，食少纳呆。察其舌淡，苔白厚腻，脉沉滑或弱。

**【常用手法及穴位】**方2配合方1。推三关、揉外劳宫、掐内关、拿风池与拿肩井、拿血海、揉足三里、振揉膻中、点心俞。

**心脾两虚证**

**【操作要点】**

**推三关：** 用拇指或食、中两指自腕阳池推向肘曲池，1~3分钟。

**揉外劳宫：** 家长一手持患儿4指令掌背向上，另一手拇指端揉患儿掌面第三、第四掌骨歧缝间凹陷中穴处。1分钟。

**掐内关：** 家长用拇指端掐腕横纹上2寸处，当肌腱之间。3揉1掐，1分钟。

**拿风池与拿肩井：** 家长用拇指和食指分别推拿胸锁乳突肌与斜方肌上端之间的凹陷、大椎穴（第七颈棘突高点）与肩峰连线之中点。各推拿约1分钟。

**拿血海：** 家长用拇指和食指推拿髌底内侧端上2寸，当股四头肌内侧头的隆起处，10次。

**揉足三里：** 家长以拇指端或螺纹面着力揉外膝眼下3寸，距胫骨前嵴约一横指处。2~3分钟。

**振揉膻中：** 家长以中指端振动或揉动两乳头连线中点，3揉1振，1分钟。

**点心俞：** 家长以拇指指腹点第5胸椎棘突下，旁开1.5寸处。10次。

*心脾两虚证*

---

*痰迷心窍证*

**【常见症状】** 摇头、耸肩、瞪眼、甩肩或喉中发声、怪叫、秽语等抽动、多动表现，多伴面红气促，烦躁口渴，喉中痰鸣，夜眠不安，性格冲动，溲黄便干，察其舌质红，苔黄腻，脉弦滑或滑数。

**【常用手法及穴位】** 方1配合方2。揉膻中并乳旁乳根、揉掌小横纹、捏挤板门、掐揉小横纹、运内八卦。

**痰迷心窍证**

【操作要点】

**揉膻中并乳旁乳根**：三指揉法1~2分钟。

**揉掌小横纹**：家长用拇指指端揉小指指根下，掌面尺侧纹头处。约1分钟。

**捏挤板门**：家长用拇指、食指、中指捏挤大鱼际处。10次。

**掐揉小横纹**：家长用拇指指端掐或指腹揉患儿掌面食指、中指、无名指、小指掌指关节横纹处。10次。

**运内八卦**：家长用拇指螺纹面在穴位上作顺时针推运，2~3分钟。

除了推拿治疗方法外，目前使用较多的还有耳穴贴压、头皮针、针灸、埋线等方法。闫国霞等运用宁心镇静安神、调节脏腑功能为准则采用耳穴贴压法，主穴取抽动穴(位于耳尖下缘，经验穴)、神门、心、肝、脑、内分泌、交感、皮质下、中耳背，配穴取眼、目1、目2、咽喉、口、内鼻，每次5~6穴，交替使用王不留行子贴敷。葛青叶等遵循"脑为元神之府"采用头皮针平刺法治疗，取穴：主穴取额中线、顶中线、顶旁1线，配穴：根据症状不同选取相应的穴位，如频繁眨眼取枕上正中线、额旁1线。叶冬兰以壮气益脑，安神定气为准则采用针刺平补平泻法治疗，取穴：太冲、三阴交、合谷、神门、百会、四神聪、风池、廉泉。王晨瑶运用健脾平肝法采用穴位埋线治疗儿童抽动症，取穴：百会、关元、中脘、天枢(双)、大横(双)、足三里(双)。吉林省中医药科学院针灸按摩研究所采用推拿整脊疗法治疗环枢椎及上颈段关节错位引起的儿童抽动症，疗效可。

### 2.常用药膳食疗方

**杞菊决明子茶**

**原料:** 枸杞叶6g,菊花10g,决明子10g。

**制法:** 水煮开,放入枸杞叶2分钟,关火,放入菊花、决明子密闭冲泡5分钟。味稍苦涩。

**用法:** 代茶喝,每日1次。

**用途:** 适用于肝火旺,肝阳亢盛者。抽动比较有力,发作频繁,面红耳赤,烦躁易怒,甚至忍不住开口骂人,大便干,舌质红。

**夏桑菊凉茶**

**原料:** 夏枯草9g,桑叶9g,白菊花9g,薄荷6g。

**制法:** 将夏枯草、桑叶、白菊花入水同煮半小时,入薄荷煮5分钟。

**用法:** 代茶喝。

**用途:** 适用于肝火旺,抽动比较有力,发作频繁,面红耳朵红,烦躁易怒,甚至忍不住开口骂人,大便干,舌质红。

**五指毛桃陈皮鸡**

**原料:** 五指毛桃100g,陈皮10g,鸡半只,生姜3片,食盐适量。

**制法:** 鸡肉用开水烫掉血水,与五指毛桃、陈皮同放过瓦罐中,大火烧开,转小火慢炖1小时,加盐调味。

**用法:** 食肉及汤,每日1次。

**用途:** 适用于脾虚痰郁,精神闷闷不乐,脸色不好,口中黏腻,胃口不好,体重减轻,或者大便烂,舌质不红,舌苔厚腻。

**参药瘦肉汤**

原料：太子参10 g，山药30 g，白扁豆15 g，茯苓10 g，瘦肉250 g，食盐适量。

制法：太子参、山药、白扁豆、茯苓用冷水泡半小时，加瘦肉煮1小时，加盐调味。

用法：喝汤。

用途：适用于脾虚，抽动，或喉中发声等，疲倦乏力，脸色不好，胃口不好，口中黏腻，体重减轻，大便烂。

**石菖蒲拌猪心**

原料：猪心半个，石菖蒲10 g，陈皮5 g，食盐适量。

制法：猪心去筋膜及血水，切片，与石菖蒲、陈皮同放入炖盅内，大火烧开，转文火慢炖2小时，盐调味。

用法：喝汤，1天1次，连服5天。

用途：适用于痰湿证，头晕头痛，像裹着布条，胸闷，恶心想吐，口中黏腻，感觉喉中有异物，胃口不好。

**天麻鱼头汤**

原料：大鱼头1个，天麻15 g，茶树菇15 g，茯苓10 g，姜2片，料酒，食盐适量。

制法：鱼头去鳃内污物，破为两瓣，油烧热，加姜及料酒，烧鱼头以去腥，吸油纸去油；烧好的鱼头放入炖锅，上加天麻、茶树菇、茯苓，大火烧开后，转小火炖1小时，加盐调味。最好隔水炖。

用法：全汤除天麻皆可食，1周3次。

用途：适于各种抽动症状。

**山药芝麻糊**

**原料：**怀山药10 g，黑芝麻80 g，粳米50 g，鲜牛奶200 g，冰糖120 g，玫瑰糖6 g。

**制法：**粳米浸泡1小时，沥干，文火炒香；山药切小丁；黑芝麻洗净炒香；将粳米、山药、黑芝麻、牛奶、水调匀，磨细，取浆液备用；另取锅将冰糖在清水中烧沸融化，滤去渣，再次烧沸，将之前的浆液慢慢倒入锅中，加玫瑰糖搅拌成糊状，熟后起锅。

**用法：**早晚服一碗。

**用途：**适用于肝肾阴虚，除抽动外，伴有两颧骨潮红，手心脚心及胸口热，盗汗，比较急躁，身体较瘦小，睡觉不安，大便干，可见腰腿酸软，足跟痛，舌质不红。

**熟地焖猪蹄**

**原料：**猪蹄1只，油菜100 g，熟地15 g，白芍10 g，生姜3片，料酒、食盐、芝麻油各适量。

**制法：**油菜从中间顺长剖开，猪蹄从中间顺骨缝劈开，再从关节处斩成块，开水焯透捞出。熟地、白芍装药包入锅，加清汤、料酒，烧开，放猪蹄、姜片，煲至猪蹄熟烂，去姜、药包。下油菜、食盐，炖至熟烂，淋芝麻油。

**用法：**食肉及汤。

**用途：**适用于肝肾阴虚，除抽动外，伴有两颧骨潮红，手心脚心及胸口热，盗汗，比较急躁，身体较瘦，睡觉不安，大便干，可见腰腿酸软，足跟痛。若虚热明显可换生地黄15 g。

## 3. 常用外治方法

**中药多穴位敷贴**

**备用物品：** 珍珠母、葛根各3份，白术、茯苓、陈皮、半夏、天麻、钩藤、伸筋草、僵蚕、当归各2份，全蝎、川芎各2份，穴位防敏敷料。

**调配方法：** 将上述中药混合研末，用凉开水调成膏状，用手压成1 cm² 大小药饼备用。

**使用方法：** 小儿入睡前，将药饼贴敷于百会、风池、合谷、三阴交、太冲等穴位，盖以穴位防敏敷料，持续贴敷约8小时，每晚1次，连用3~5次。常见定位穴位有百会穴、风池穴、合谷穴、三阴交穴、太冲穴。

**注意事项：** 本方法多用于脾虚肝亢证，也可用于肝亢风动证、痰热扰动证和阴虚风动证，局部皮肤溃烂或对药饼过敏者不可施用。

**吴茱萸药饼敷贴涌泉**

**备用物品：** 吴茱萸、食用米醋，穴位防敏敷料。

**调配方法：** 将吴茱萸研粉，用食用米醋适量调成稠膏状，用手压成一元硬币大小药饼，备用。

**使用方法：** 取药饼2枚，分别放置于左右涌泉穴（穴区）各1枚，盖以穴位防敏敷料，持续贴敷6~8小时（多于夜间睡眠过程中治疗），每天1次，连续10~15天为1个疗程，间隔1周后可进行下一疗程治疗，通常2~3个疗程。

**注意事项：** 本疗法对于阴虚风动证尤为适宜，如局部皮肤溃烂或对本药过敏者均不可施用。

**药熨头背法**

**备用物品：** 钩藤、僵蚕、防风、荆芥、伸筋草、川芎等适量（各30 g），干净布料1块。

**调配方法：** 将上述中药共研细末，所得药粉加入干姜、白酒各100 g，炒热后用干净布料1块包裹药物，调配后即可使用。

**使用方法：** 调配好的药物微热（接触皮肤微热感，不烫伤皮肤）外熨头部和背部，每次20分钟，每日1次，连续10次为1个疗程，间隔1周后可进行下一疗程治疗，通常2~3个疗程。

**注意事项：** 本方法多用于肝亢风动证，注意加热后药包的温度，以免烫伤皮肤，如局部皮肤溃烂或对药物、酒精过敏者不可施用。

**中药洗浴法**

**备用物品：** 桂枝、细辛、艾叶、石菖蒲、伸筋草、舒筋草、当归、川芎、钩藤、防风等各20~30 g。

**调配方法：** 将备用药品加水5000 ml，浸泡30分钟，煎沸后文火煎20分钟，取中药液。

**使用方法：** 将煮好的中药液，加清水适量兑后药浴（37~40 ℃，手感温暖舒适），每次药浴约20分钟。

**注意事项：** 本方法多用于肝亢风动证和脾虚肝亢证，注意水温，避免烫伤，对中药过敏者不宜。

**中药药枕法**

**备用物品：** 决明子1000 g、菊花100 g、石菖蒲（打碎）100 g、川芎（打碎）100 g、合欢花100 g，30 cm×40 cm枕袋1个。

**调配方法：** 将备好的中药，装入枕袋中，备用。

**使用方法：** 每晚睡于枕上，每月换药1次，连续3个月。

**注意事项：** 本方法多用于肝亢风动证和痰热扰动证，注意防潮，如过敏体质，用后出现反复打喷嚏，甚至呼吸不利者停用。

**清艾灸法**

**备用物品：** 清艾条、火柴或打火机。

**调配方法：** 取清艾条一根，点燃，进行穴位定位。

**使用方法：** 点燃清艾条，进行穴位灸法，依次灸风池、风府、大椎，操作者手放于所灸穴位附近，以操作者温热觉进行调艾条远近，以温暖舒适为度。常见定位穴位有风池穴、大椎穴、风府穴。

**注意事项：** 本方法多用于肝亢风动证，注意避免烫伤，烧伤，注意避免火灾；小儿发热时不宜使用。

## 【中医治疗案例1】

患儿李某，女，11岁，主因"吸鼻子、嗽嗓子2年余"就诊。

患儿2年前无明显诱因出现吸鼻子，未予特殊治疗自行缓解。约6个月后患儿又反复间断出现吸鼻子、嗽嗓子，在当地医院按咽喉炎、鼻炎服消炎药及感冒药，症状时轻时重，近2日加重，故来就诊。刻下症见：吸鼻子频繁，4~5次/分钟，清嗓子，无明显眨眼、挤眉等动作。纳一般，眠可，大便偏黏。

既往体健，否认高热惊厥史、家族史。

否认食物、药物过敏史。

**舌诊：** 舌形：正常。舌象：润。舌色：红。舌苔：薄、白。脉诊：细弦。专科、辅助检查：翻手试验、指鼻试验均阴性。四诊摘要：体形偏瘦，面色不华，眶下发青，唇淡。

**中医诊断：** 小儿多发性抽动症。

**辨证分析：** 肝体阴而用阳，为风木之脏，主疏泄，性喜条达，其声为呼，其变动为握。禀赋不足或病后失养，损伤脾胃，脾虚肝旺，木亢生风，风为阳邪，易袭阳位，导致吸鼻、嗷嗓。

**处方：**太子参10g，白术10g，陈皮10g，防风10g，钩藤10g，川芎6g，白芍10g，木瓜9g，伸筋草15g，茯苓10g，谷精草10g，山药10g，石菖蒲10g，半夏5g，葛根10g，桔梗6g，辛夷10g，苍耳子6g，磁石10g，全虫3g，乌梢蛇10g，木蝴蝶10g，拳参10g。14剂，水煎服，早晚分服。

**医嘱：**预防感冒，禁食辛辣、刺激性食物及饮料，每天看电视时间少于半小时，禁止观看情节刺激的内容，不玩手机。

**[一周后：第一次复诊]**

患儿吸鼻、嗷嗓较前减轻，间隔延长，紧张时略明显。纳食增加，眠可，大便糊状，每日1~2次。

**查体：**舌淡红、薄白，脉细。

**处方：**上方减木蝴蝶，加白扁豆10g，莲子肉10g，薏苡仁10g。14剂，水煎服，早晚分服。

**[二周后：第二次复诊]**

患儿吸鼻、嗷嗓明显减轻。纳、眠可，二便调。

**查体：**舌淡红、薄白，脉细。

**处方：**效不更方，继服上方1月。

**[一个半月后：第三次复诊]**

服药一个半月后患儿吸鼻、嗷嗓基本消失，但脾气急躁。纳、眠可，二便调。

**查体：**舌淡红、薄白，脉细。

**处方：**效不更方，继服上方3个月后逐渐减量后停药。

**[随访]**

一年后电话随访症状无反复。

## 【中医治疗案例2】

患儿林某，男，8岁，吉林人，2017年9月10日就诊，主诉"不自主眨眼、吸鼻子、清嗓子2年，伴摇头、踢腿，加重半年余"。

家长诉病初服硫必利5个月余，有所好转。1年前症状加重伴摇头、踢腿等症状，改用阿立派唑片5 mg，每日1次，口服。刻下证：频繁眨眼、吸鼻子、清嗓子，摇头，踢腿，紧张时加重。纳、眠可，溲黄便秘。察其面红体胖，咽蛾红肿，舌尖红，苔黄腻，脉滑数。耶鲁抽动综合严重程度量表（YGTSS）评分：严重程度评分45分，运动评分20分，发声评分15分，缺损评分10分。血生化检查：肝肾功能、铜蓝蛋白、抗O均未见异常。脑电图示：正常脑电图。

**中医诊断：**儿童抽动症，"肝风证"。

**辨证分析：**属于痰火质体质抽动症，给予化痰泻火，疏肝息风为法，取黄连温胆汤合天麻钩藤饮加减。

**拟方：**黄连6 g，半夏9 g，天麻9 g，枳实9 g，白附子9 g，茯苓9 g，竹茹9 g，栀子10 g，郁金9 g，桔梗9 g，僵蚕9 g，牛蒡子6 g，生甘草6 g，14剂，水煎200 ml，2次/日，分次服。阿立哌唑减量，改2.5 mg，晨服一次。嘱其清淡饮食，少吃辛辣油腻刺激食品，少玩手机游戏。

[二诊]（2017年9月30日）

患儿踢腿、点头、清嗓子症状明显减轻，抽动次数减少，察其唇红、舌红、苔黄稍腻，脉滑数。效不更方，续服14剂，服法同前。嘱其停用阿立哌唑，生活调养同前。

[三诊]（2017年10月28日）

患儿偶有眨眼、咳嘴、皱眉，余症状基本消失。察其舌质红，苔稍黄，脉数。抽动症耶鲁抽动综合严重程度量表（YGTSS）评分：严重程度评分15分。上方去黄连、牛蒡子，栀子减至6 g，嘱继续服用2周巩固疗效。

[随访]

2个月后（2017年12月）电话随访，患儿病情稳定，未再反复。嘱患儿注意生活调养，以防痰火质体质再现诱发疾病。

[治疗后体会]

纵观以上病案患儿，形体肥胖，应为嗜食肥甘厚腻之人，以频发眨眼、吸鼻、清嗓子、踢腿为主要症状，2年反复发作。察其面红，唇红，咽红，溲黄便秘。舌红，苔黄腻，脉滑数。周正老师以辨病、辨证、辨体质相结合的原则，辨为痰火质体质抽动症，行施方药，渐停西药，效果显著，未见复发。充分展现体质论治，标本同治的神奇功效。导师遵循"凡论病先究体质、形色、脉象，以病乃外加于身也！"临证研究发现，体质异常为儿童抽动症发病之本，从体质论治儿童抽动症是依据患儿内在发病规律，遵循循证医学原则，才是治本之策。他认为，中医的优势在于整体辨证治疗，治病求本，其"体质论治"很好地诠释了治病求本的思想，实现了方药、证候与患儿体质的完美结合。因此，"体质论治"是治疗儿童抽动症行之有效的新方法、新途径。

# 第三章 给抽动症患儿家长的建议

越来越多的研究表明，真正对抽动症患儿社会功能造成损害的并非"哪儿动一下"，或者说并非抽动症状本身，而是其并发症，如注意缺陷多动障碍、强迫障碍、学习困难、情绪和行为问题、睡眠障碍等。所以我们关注的焦点不仅为抽动症状本身，更应该是这些并发症，以及由此导致的人格不健全、社会适应能力降低和社会功能损害。

那么，作为患儿的家长，应如何照顾这类孩子呢？

## 一、病情护理方面

### 1. 病情观察

认真观察抽动症患儿抽动发作的部分、形式、频率、强度、复杂性及干扰程度等，做出详细记录，以作为临床诊断和疗效管理的依据。

### 2. 服药管理

家长要督促检查抽动症患儿按时、按量、准确无误服药。家长不可随随便便更换。

## 二、生活护理方面

### 1. 居室环境

抽动症患儿的居室环境除了注意开窗通风、适宜湿度、适宜温度外，最重要的是环境安静，减少噪声。过强的噪声会打乱人的大脑皮层兴奋与抑制的平衡，影响神经系统正常的生理功能，有害人体健康。长期生活在较强的噪声环境里，可使人感到疲倦、不安、情绪紧张、睡眠不好，严重出现头晕、头痛、记忆力减退及诱发或加重患儿抽动病情。总之，患儿应居住在一个安静、柔和、宽松的环境中，将有利于病情的康复。

### 2. 起居与饮食

起居规律，保证充足、有规律的睡眠休息。2~3岁患儿宜每天睡眠12~14小时，3~6岁的学龄前患儿宜每天睡眠11~12小时，6岁以上患儿宜每天睡眠9~10小时。合理饮食，保证营养均衡，不宜偏食或挑食，不宜食用富含色素及添加剂的食物；忌茶、咖啡、酒等兴奋刺激性食物。

### 3. 管教

对抽动症患儿的管教不应娇惯，管教方式应该是耐心说服教育，不要打骂或体罚。家长也不要担心患儿有病就不敢管，否则，最后患儿病好了，却留下一身坏毛病，如不懂礼教、任性、脾气暴躁、打骂父母等，也不要让患儿玩电子游戏机或看电脑游戏，禁看一些惊险、恐怖的影片或电视节目，对武打片或枪战片要少看或不看，以避免精神过度紧张而诱发抽动加重。对于秽语患儿要正确指导文明语言的使用。保持情绪稳定与心情舒畅，鼓励孩子多参加文体活动，放松心情、缓解压力。正确引导，逐渐学会面对压力的方法，增加适应环境的能力。树立战胜疾病的自信心，克服自卑感及恐惧心理，与老师保持良好的沟通，当患儿在学习上有所进步时，要多加鼓励，让孩子在家庭和学校均有温馨感。

### 4. 上学

抽动症患儿的智力一般都正常，故应上学，但要注意患儿学习负担不要过重，家长不要对患儿提一些不切实际的要求，比如要求各门功课达到多少分以上。患儿可参加学校组织的各种活动，也可参加体育活动，但要注意运动不要过量，有一定危险的活动应有人在旁边照看。当患儿的抽动发作特别频繁，用药不能控制或同时伴发比较严重的行为问题时，就要暂时停学一段时间，待抽动症状明显减轻或基本控制后，再继续上学。

## 三、心理护理方面

对抽动症患儿应进行精神安慰与正面引导，建立良好的亲子关系，以亲切友爱的方式接触，提倡民主科学的教养方式和鼓励教育或赏识教育为主的教育模式。当患儿发脾气或犯错误时，不要激惹他（她），更不能训斥，而要耐心劝导，讲道理，以理服人。尽量不谈及患儿不愉快的事情。还应与学校老师取得联系，让老师多给予正面引导，让同学多给予帮助，其目的是不要让同学和周围人对患儿歧视，让其觉得到处都是温馨和安全的环境，从而消除自卑心理和周围人对患儿的歧视，降低心理防御水平，有利于缓解抽动症状。具体如下。

### 1. 不要埋怨责怪孩子

当怀疑孩子可能患病时，不必惊慌，要尽快到正规医院治疗，以免贻误病情，错失治疗良机，影响孩子一生前途。家长不要埋怨责怪孩子，因为越责怪越强制，他就越感到紧张，不自主动作也就越频繁，孩子会渐渐变得胆小、自卑。态度不要简单粗暴，要和医生配合，在坚持服药治疗的同时，尽心呵护，温和教育，理解孩子，使孩子的生活和学习都有一个和谐、温馨的环境。这样孩子就可早日恢复健康。

### 2. 多给予孩子心理支持

对患抽动症的孩子，家长和教师要多给予心理支持，无论他的动作如何使人生气，既不要过度关注他的样子，亦不要模仿他、取笑他。并且帮助孩子排除紧张感和恐惧感，千方百计地创造条件，让孩子生活在平静和自信的气氛中。另外，家长要鼓励和引导孩子参加各种有兴趣的游戏和进行适当的体育锻炼，多听舒缓的音乐，转移其注意力，振作精神，放松情绪。

### 3. 坚持家庭治疗

来自家庭的关怀对患儿来说是至关重要的，家庭是他们的主要依靠和希望，良好的家庭气氛会对患儿的治疗和康复产生积极影响。研究表明，亲子的接触和交流可以安定儿童情绪，缓解恐惧与焦虑，带来安全感，这对健全人格的形成会产生积极的影响。

### 4. 鼓励患儿融入同龄人中

家长应了解儿童抽动症的发病特点，对患儿的抽动和发声症状给予理解和宽容，鼓励患儿融入同龄人中，如让儿童与同伴进行各种各样的游戏交往，学会合作、谦让、为别人着想、讲礼貌等。帮助患儿获得同伴的接纳，并获得与这些集体活动的成败及其社会评价有关的自我意识、道德感、价值观等的发展。

### 5. 避免过分保护和退化性培养

由于抽动症患儿有着与其他疾病不同的表现和症状，家长往往或是打骂歧视，或是过分保护。经常看到有些家长担心孩子在外受委屈，让患儿退学或限制他的各种活动，回避社会交往。有的家长让患儿学电脑，以回避人际交往，这实际是一种退化性培养。患儿有可能把电脑学得很快很好，家长和患儿都产生满足感和成就感，但患儿因此更加回避社会交往，这是非常有害的。

## 四、饮食方面

应禁止孩子食用膨化、含防腐剂和食品添加剂的食品，忌饮用含碳酸、咖啡因的饮料及易拉罐装的饮品，不宜多吃油腻、高脂肪、高热量及生冷的食物。平时饮食应注意清淡，多吃易于消化且富有营养的食物（如蒸煮类食物），多吃新鲜蔬菜、水果，少吃辛辣刺激性食物（如辣椒、孜然、涮羊肉等）。另外，在服药治疗期间，避免食用海参、鲍鱼、鱿鱼、黄鳝等高蛋白食物。

脾气急躁的孩子，推荐一款代茶饮：乌梅 10 g、麦冬 10 g、菊花 6 g、生甘草 3 g、甜叶菊 2 g 煮水代茶饮；记忆力差、睡眠不安的孩子，可以用莲子、百合、山药等代茶饮。

## 五、运动方面

鼓励孩子到户外活动亲近大自然，呼吸新鲜空气，加强体育锻炼，转移注意力，帮助孩子摆脱自己的封闭状态，增强抵抗力。

## 六、起居方面

家长要积极防治孩子的各类感染，注意防寒保暖，减少与患病者的接触；尽量给孩子营造一个安静、舒适、整洁、卫生、光线柔和的生活环境，学习作息时间要规律，生活要丰富多彩。避免长时间观看电视、手机、iPad 等电子产品，一般限制每次玩电子游戏及观看电视时间不超过 20 分钟。避免生活中的强刺激，如玩过山车，看惊险、恐怖、刺激和武打等剧情紧张的电影、电视或游戏及重大突发事件的刺激等。

## 第四章

抽动症患儿家长应该知道的20个问题

### 1. 抽动症有哪些伴发症状及疾病

经常有家长会问：我家孩子虽然有眨眼、耸肩、嗓子出声，但是我觉得这些症状好像对他也没有很大的影响，而且在重要场合还可以控制，这样还需要治疗吗？

而另有一些家长会问：我家孩子抽动症状并不是很明显，但是上课经常做小动作，打扰其他同学上课，注意力不集中，有时候重复做一个动作，如走路走着走着停下来，反复触摸某个地方。我们去过很多医院，有的说是抽动症，有的说是多动症，有的说是强迫症，我们现在都很糊涂了，到底孩子得的是什么病呢？

那么孩子到底得的是什么病呢？让我们一起来了解抽动症的伴发症状或疾病。

抽动症中的一过性抽动症出现伴发症状及疾病的情况非常少见。我们这里主要讨论Tourette综合征及慢性抽动症的伴发症状及疾病。主要的伴发症状及疾病有如下几方面。

（1）注意缺陷多动障碍

孩子不仅表现为抽动症状，同时还存在多动，上课爱做小动作，爱招惹其他同学，甚至下座位，不能等待，丢三落四，注意力不集中，读书时常跳字跳段，念成相似的字，常常为此考试成绩差。有的孩子甚至在抽动发生前就已存在多动注意力不集中症状了。Tourette综合征患儿中约有50%~80%伴有注意缺陷多动障碍，这两种疾病共患现象十分常见。治疗时以治疗抽动为主，若多动症状十分突出，可以合并使用治疗注意缺陷多动障碍的药物。

（2）**强迫障碍**

有些患儿，尤其是一些年长的患儿，可能出现强迫行为及强迫思维，Tourette综合征患儿中约有30%~60%伴有强迫障碍，严重影响患儿的生活和学习，若被误诊为强迫症，仅仅给予抗强迫药物治疗，效果多不理想。这类患儿应该在使用治疗抽动症状的药物前提下，同时合并使用抗强迫药物治疗。

（3）**心理障碍**

约20%的患儿出现心理障碍，多数为抑郁发作。

（4）**品行障碍**

约15%的患儿出现品行障碍，这也是导致Tourette综合征患儿预后差的一个重要原因。

（5）**其他伴发症状及疾病**

除了上述伴发症状及疾病外，还常伴发其他问题，如学习障碍、焦虑障碍、睡眠障碍、脾气控制障碍等。

因此在给患儿提供帮助的时候，我们不能只见树木不见森林，要知道抽动症不仅仅只是抽动那么简单，还可能伴发很多症状及疾病。在治疗过程中，应以治疗抽动为基础，同时合并药物及心理治疗患者的伴发症状及疾病。

## 2. 怎么判断孩子的咳嗽是否由抽动症引起的

孩子一咳嗽，家长就紧张。因为孩子咳嗽通常会持续一段时间，短则一两个星期，长的要一到两个月，怎么治疗都不见好。儿科医生提醒，其实，有些孩子的慢性咳嗽，并不一定是感冒引起，而是抽动症在"作怪"。所以家长一定要分清楚孩子是"真"咳嗽，还是"假"咳嗽。

那么如何区分两者呢？专家介绍，慢性咳嗽是多种具有长期咳嗽症状疾病的统称，其中包含了抽动引起的咳嗽，另外还有上呼吸道咳嗽综合征、咳嗽变异性哮喘、过敏性咳嗽、胃食管反流、心因性咳嗽等。所以抽动引起的咳嗽与慢性咳嗽不是并列的关系，而是包含的关系。

因抽动症引起的慢性咳嗽通常具有以下特征：咳嗽常常无痰，呈清嗓子样干咳，发声时常常短而高亢且响亮，有"出怪声"感；睡眠后症状消失；白天轻而傍晚时加重；一些精神因素可以影响症状的变化；抗感染、抗过敏治疗无效，使用治疗抽动的药物有效。而慢性咳嗽主要表现为单纯的咳嗽，且咳嗽的时间则超过4周，胸部X线检查无明显异常。

其中，专家还为家长朋友们提供了一个简单的分辨妙招，那就是：抽动症的孩子在夜间是不咳嗽的。

### 3. 抽动症能治好吗

抽动症一般起病年龄较小，首次发病的90%都在10岁以下，主要表现为挤眉弄眼、鼓肚子、怪叫、说脏话，在家长眼里只是孩子的一些坏毛病或不良习惯，而这些所谓的"不良习惯"和"坏毛病"，其实是一种慢性的精神神经疾病，这其中的80%都被家长和老师忽略了，没有得到及时的治疗。

一旦孩子被确诊为障碍，家长最关心的问题是这个病还能治好吗？预后怎么样呢？

抽动症按其临床特征和病程不同分为三种类型，其预后也不尽相同。

（1）**一过性抽动症**

是临床上最常见的类型，主要表现为简单运动性抽动，如眨眼、皱额、咬唇、露齿、缩鼻、摇头、点头、耸肩等不自主抽动；少数病例为简单发声性抽动，表现为反复咳声、哼气或清嗓声等。这一类型的治疗效果较好，早期、合理、积极的治疗一般在用药1个月后症状就可得到控制，这一类型孩子的症状也可能随着年龄的增长而在1年内自行缓解。预后相对较好。

（2）**慢性运动或发声性抽动症**

多见于成年人，它具有抽动症的特征，但运动性抽动和发声性抽动并不同时存在，而且症状相对不变，可持续数年，甚至终生。早期发现，积极治疗，病程越长，症状越复杂，治疗难度越大。

（3）Tourette综合征

这是一类症状复杂多样、严重的类型。其临床特征为多部位、形式多种多样的运动性抽动，表现为简单运动性抽动如眨眼、挤眉、眼球转动、作怪相、伸舌、转头、耸肩、挺腹、吸气等；或复杂运动性抽动，如呈冲动性触摸别人或周围的物品，刺戳动作、踩脚、走路回旋、下蹲、跪地或反复出现一系列连续无意义的动作。大多数病例同时出现或先后出现发声性抽动，表现为简单发声性抽动，如清嗓、咳嗽、鼻吸气声、哼声或吠叫等；复杂发声性抽动，如重复言语或字句，无聊的语调、重复刻板的秽语等。患儿常伴有注意力不集中、多动、强迫障碍、攻击行为、自伤行为、学习困难和情绪改变，因而更加重患儿心理困扰和妨碍社会适应的能力。这一类型若在发病早期得到积极、合理的治疗，其抽动症状一般可在1~6个月内减轻并逐渐得到控制，即使存在少量的残留症状，也不影响正常的生活、学习和工作；若在早期没有得到及时治疗，发展到伴发多动、强迫、攻击行为甚至精神症状时，其治疗难度会大大增加，预后相对也较差，自愈的可能性很小。

所以，当孩子患有抽动症时，家长应积极主动地找有经验的医生及早、合理用药，坚持治疗，虽然在短期内给家长和孩子带来一些麻烦，但对孩子的学习及未来的身心健康大有益处。

📖 延伸阅读

## 我国抽动症患儿预后及影响因素的系统评价

2018年一篇研究（杨静等）采用系统评价的方法，全面收集了我国抽动症患儿的预后情况及相关影响因素的研究，最终纳入7篇文献，Meta分析结果显示抽动症患儿预后不良的比率为32%，95%置信区间（0.18，0.57），复发率为32.37%。影响抽动症患儿预后的因素多种多样，其中病情严重程度、既往病史、共患病和病情反复频数为较为一致的影响因素。我国抽动症患儿预后情况和国外研究报道的数据类似，约2/3的患儿在成年以后症状缓解，同时预后的影响因素中合并共患病、精神或神经疾病家族史及抽动症程度等危险因素与国外报道的数据也类似。抽动症患儿预后与抽动严重程度相关，患儿病情处于较轻症状时，其学习状态和社交能力未受到影响，能进行正常的日常生活，不依赖药物治疗，并可以自愈，但病情呈现中度或重度时，严重影响学习、生活和社交能力，所以预后较差。合并共患病也会加重抽动症患儿的治疗负担，增加治疗难度，影响患儿预后，家族病史也是从遗传学角度出发，影响抽动症患儿预后的重要因素。

在纳入研究中，3项研究随访时间不清楚，仅有2项研究随访时间超过2年，故在未来研究中有必要开展长时间的随访研究，以更好地观测抽动症患儿的预后情况。在探索影响预后的因素分析中，仅2项研究考虑了混杂因素对结果的影响和采用多因素分析，其余研究均只采用单因素分析，会对结果的真实性产生一定的影响。

虽然神经生物功能障碍可导致抽动症，但较多研究显示抽动症的表达会因体内或体外的偶然刺激而加重或减轻，因此及时控制抽动症状、减少患儿躯体不适、心理负担、纠正患儿不良行为和情感，有助于改善患儿预后和防止严重精神疾病的发生。所以不仅要针对患儿开展相应的干预，也要改善家庭环境，创造轻松和谐的学习生活环境，以提高治疗效果。

综上所述，我国抽动症患儿预后良好，病情严重程度、既往病史、共患病和病情反复频数为影响预后情况的原因，但整体研究样本量不大和研究质量不高，建议未来研究中开展大样本、长时间的多中心研究，进一步探索抽动症患儿预后情况和影响因素。

### 4. 抽动症的行为疗法有哪些

抽动症的行为治疗方法主要包括正性强化法、消退法、密集练习法、放松训练和习惯逆转训练等。

（1）正性强化法

正性强化是指当某一操作性行为在某种情景或刺激下出现后即时得到一种正强化物，如果这种正强化物能够满足行为者的需要，则以后在那种情景或刺激下，这一特定的操作性行为出现概率会升高。对于抽动症患儿，家长帮助患儿用意念去克制自己的抽动行为，只要患儿的抽动症状有些减轻，就及时给予适当的表扬和鼓励，以强化患儿逐渐消除抽动症状。

（2）消退法

消退法是一种简单易行且效果显著的行为矫正方法，通过消退法可以消除已建立的不良行为。抽动症患儿的家长过度关注患儿的抽动症状，通过严格管教甚至通过各种惩罚试图减轻症状，实际上适得其反。

（3）密集练习法

密集练习要求患儿主动重复其抽动症状，一分钟内重复数次。原理是通过不断重复抽动症状，引起反应抑制或产生疲劳，导致症状消退。密集练习法是最常用的行为治疗方法之一，早期的几个案例表明密集练习法有效，但随后报道结果不一。

（4）放松训练

放松训练有两个目的：一是放松肌肉，二是缓解焦虑。由于抽动症状会因负性生活事件或环境因素影响而加重，部分患者合并焦虑障碍。当患者焦虑情绪加重时，其抽动症状也加重，放松训练常可减轻焦虑。以往研究表明，放松训练可减少抽动频率，但大多数对照研究发现其作为单一治疗手段并无显著效果，放松训练常作为综合性治疗抽动症的组成部分。

（5）习惯逆转训练

习惯逆转训练由 Azrin 和 Nunn（1973 年）首先介绍，是一种由多种疗法组成的综合性干预。治疗中，治疗师训练患儿发现抽动症状和抽动先兆的能力，直到能够准确掌握。这种训练能阻止抽动发生或至少使抽动更难发生。目前证明习惯逆转训练是最有效的行为矫正方法。

以上是专家对抽动症的行为疗法的相关介绍，儿童抽动症和家长的关系是特别密切的，要治疗儿童抽动症，我们需要先从一些生活细节做起，希望家长朋友可以意识到这些问题。

### 5. 对付抽动症"三不"原则具体是指什么

虽然导致儿童抽动症的具体病因至今还不甚明确，但比较明确的是，受惊吓、精神紧张或兴奋常常是发病的诱因，发病后会出现面部肌肉反复抽动或者喉咙里发出"咯咯"的声音，还有些孩子会说脏话。

随着神经系统的完善，通常会有一部分抽动症患儿在青春期自愈，但还有部分患儿随着时间的推移，抽动部位增加，出现各种形态奇特的复杂性抽动。具体表现为冲动性地触摸东西、刺戳动作、踢脚、走路旋转等，自己不能控制。对付儿童抽动症，专家建议家长在为孩子寻求正规治疗的同时，还要坚持"三不"原则，即不关注、不批评、不安慰。如果孩子经常受到家长关注、责骂或老师批评、同学嘲笑，会对其身心发展产生巨大伤害。当然，家长自己也要放轻松。

目前西医治疗均为控制症状，如果情况严重的话，可以服用抗精神病药，通常用药时应同时兼顾抽动和多动症状，否则很难见效。有些家长一听说要给孩子服用抗精神病类的药物，就不太愿意接受，所以在服用短短几个星期的药物之后，见到孩子出现不良反应，就会立即停药。实际上，这类药物必须坚持服用3~12个月，经过一定的疗程之后才会看到疗效。所以，对儿童抽动症既不能轻视，也不要病急乱投医。

### 6. 如何预防孩子患上抽动症

随着人们健康意识的增强，儿童抽动症的治疗已渐渐被人们所了解。其实，对于疾病的预防往往比治疗更重要。那么，如何将儿童抽动症防患于未然呢？

（1）适龄结婚

勿早婚、早孕，也勿过于晚婚、晚孕，避免婴儿先天不足。

（2）做好婚前检查

在选择配偶的时候要尽量注意对方有无癫痫病、精神分裂症等精神疾患，同时要避免近亲结婚。

（3）陶冶性情

孕妇应注意保持心情愉快，精神安宁，谨避寒暑，预防疾病，慎用药物。

（4）尽量选择顺产

为了避免产伤，减少脑损伤的可能，应尽量选择自然生产。因为临床中发现，抽动症患儿中通过剖腹生产者比例较高。

（5）注重孩子的性格培养

专家在临床中发现，抽动症患儿大多性格内向、胆小，所以培养孩子活泼开朗、积极向上的性格对抽动症的预防和治疗都非常重要。

（6）饮食要均衡

不合理的饮食生活习惯可以导致多种疾病的发生，包括抽动症。所以预防抽动症，要保证孩子饮食清淡，少吃辛辣、油炸食物，少吃零食，少喝饮料。

（7）注重孩子心理因素的培养

平时要注意孩子的心理因素培养。注意在孩子减压的同时，家长也要减压。家长不要太紧张，要努力给孩子创造一个健康、利于成长的环境。

## 7. 脑炎儿童也有可能出现抽动症状吗

临床上经常会遇到这样的患儿，他们以发作性挤眉弄眼、肢体及躯干的抽动伴有咒骂而就诊，症状与抽动症非常相似。但他们同时又会伴有脑炎的相应症状，如高热、头痛、呕吐呈喷射性。查体可见病理反应呈阳性，脑脊液有相应变化，脑压增高，脑电图异常。用治疗脑炎的方法有效，随着脑炎的控制，抽动及秽语现象也消失。这是怎么回事？

专家对此解释说，此现象可认为是脑炎侵犯了基底神经节部分，造成了与抽动症相同的病理基础。需要提醒的是，当此种现象发生时，需以脑炎为主要治疗方向，以防延误病情。

### 8. 抽动症导致的肢体疼痛有哪些具体特征

专家介绍说，儿童抽动症的个别病例是以肢体疼痛为首发症状的。其特点是无明显诱因的四肢关节疼痛，逐渐发展到颈部、躯干部等；疼痛部位不固定，变化无规律；与同伴玩耍时症状减轻或消失；无不良病史；各种化验检查、X线等均无病理表现；抗风湿治疗无效。随着病程的延长，可逐渐出现肌群的不自主抽动、发怪声、模仿语言、吐口水、秽语等症状，此时诊断比较容易。待适当治疗后，随着抽动症状的好转，肢体疼痛也好转或消失。所以，对于肢体疼痛反复不愈又无其他阳性体征的患儿要注意是否患有抽动症。

### 9. 哪些因素可能会影响抽动症的治疗效果

很多抽动症患儿家长都会有这样的感觉，在为患儿治疗抽动症时，换了很多医院，找了很多医生，换了多种治疗方法，治疗效果有时也不是很理想，患儿的抽动症状也没有很明显的改善。这是为什么？

其实，影响儿童抽动症治疗效果的因素有很多，包括以下几方面。

（1）用药方式不对

因为病情有时加重、有时减轻，间歇性发作，使得家长对患儿的用药剂量没有很好的把握，还有的家长甚至在患儿病情减轻时私自停药，这些错误的用药方式自然使得治疗效果大打折扣。

（2）误诊误治

有些医院因受医疗条件的限制，根本不能做分型检查或使用的设备非常落后，其检查结果可能导致误诊误治。

（3）传统的单一药物治疗

传统常规的单一药物治疗往往只治标不治本，对抽动症共患病（强迫症、对立违抗障碍、品行障碍等）无能为力，从而难以治愈疾病。一些不可靠的治疗方法以及非专业医生混岗使得治疗不彻底，从而导致疾病无法有效治愈。

## 10. 除了接受正规的治疗之外，儿童抽动症还需要注意什么

目前，很多家长对于儿童抽动症这一疾病还不是非常了解，以至于他们在抽动症的治疗道路上走了不少弯路。那么，在治疗儿童抽动症时，需要注意些什么呢?

（1）滥用药物

目前，在抽动症的治疗上，很多医生还是将药物治疗作为首选方式，较少考虑到患儿的身体情况和药物吸收效果。虽然部分药物短期内是能很好地控制抽动症，但因为需长期服用，容易使患儿对药物产生依赖性与耐药性，最重要的是还会导致患儿肝肾功能异常。所以一定要在正规医院的专业医生的指导下，依据病情进行有规律地服药。

（2）迷信祖传秘方与高科技

不少不法分子利用抽动症患儿家长的急于求医、急于康复的心态，盲目夸大治疗效果，甚至还有人借着"祖传秘方"的名义招摇撞骗。权威专家提醒广大家长朋友，在治疗抽动症的过程中，患儿及家长要摆正心态、不骄不躁，只有接受正规、科学、规范的治疗，孩子才能更好、更快地康复。

（3）治疗不规范

家长对抽动症的相关知识缺乏必要的了解，容易听信传言，导致盲目就医。专家指出：国内医疗资源配置欠合理，特别是抽动症专家还比较匮乏，而部分非专科医生诊断、治疗极不规范，缺乏科学；有些地区游医、庸医用不正

当手段赚取患儿家长的钱财，从而贻误患儿的病情。对于这些，患儿家长都要极力地避免。

### 11.孩子突发眼部抽动的急救知识

儿童眼部抽动，在医学上称为"惊厥"。它是儿童时期常见的急症。病症发作时，患儿会出现意识突然消失，双眼上翻、凝视线斜视；面部肌肉或四肢肌肉强直、发硬、痉挛或不停地抽动等现象，一次发作可达数秒至数分钟。当患儿出现眼部抽动时，家长一定要懂得相关的急救知识。

（1）为了防止眼部抽动时咬伤舌头，又不让舌头向后倒，可用布包裹筷子头，放在牙齿之间，并压住舌头，这样可保持呼吸通畅。

（2）患儿眼部抽动，家长不要惊慌失措，应该让患儿躺在床上，解开衣服，免得妨碍呼吸。

（3）患儿出现眼部抽动时，不要喂水、喂药，以免痰入气管，导致孩子窒息或引起肺炎。

（4）对眼部抽动严重的患儿，可用指头掐上唇中间的"人中"穴及双眉中间的"印堂"穴。

（5）如患儿发高烧，可用冷湿毛巾敷在患儿额头上，也可用湿水擦身；在夏季，宜用冷水擦患儿四肢。若用酒精加一半水擦皮肤，退热效果更好。

（6）由于发生眼部抽动的原因很多，在做上述处理的同时，应尽快到医院就诊，以免耽误治疗。

### 12.眼部抽动会导致睡眠障碍吗

有患儿家长反映，自从孩子被确诊为眼部抽动后，就一直没怎么睡好觉。家长很想知道，到底是疾病引起的心理压力让孩子睡不着，还是眼部抽动本来就会导致睡眠障碍呢？

睡眠障碍是指睡眠量不正常以及睡眠中出现异常行为的表现，也是睡眠和觉醒正常节律性交替紊乱的表现。专家认为，眼部抽动的患儿也有可能出现睡眠障碍。

眼部抽动是一种在日常生活中比较常见的抽动症表现症状之一，眼部抽动的孩子往往以无法自控地眨眼、挤眉为主要表现。孩子喜欢眨眼，看似很可爱，但是没多久就会发现有其他异常症状相继出现，比如睡眠障碍。医学上对于眼部抽动引起的睡眠障碍疾病机制研究结果显示，眼部抽动患儿睡眠障碍生命指征有其特定的机理。

国外资料认为，12%~44%眼部抽动患儿伴有睡眠异常情况。与正常儿童相比，眼部抽动患儿夜间觉醒次数增加，有33%眼部抽动患儿会伴有梦游和夜惊。还有部分眼部抽动患儿会出现失眠、多梦、睡眠时间延长的症状。一般来说，睡眠障碍以年龄较小的患儿为多见，虽有随年龄增长而消失的倾向，但是不排除有严重的患儿，可能会因此患上多发性抽动。

### 13. 颈部抽动容易导致儿童颈椎病吗

颈部抽动儿童会出现摇头、扭脖子等怪异行为，这种频繁的摇头等行为会不会对孩子的颈椎不好啊？

抽动症是儿童常见的疾病，是以四肢、面部、躯干部肌肉不自主抽动，喉部异常出声以及出现污秽语言为特征的综合症候群。而颈部抽动的发病，主要症状为：挤眉弄眼，摇头晃脑，扭头、挺脖子等症状，有些患儿还伴有发怪声的症状。有人会担心，患儿经常摇头、扭头、挺脖子，会不会对颈椎不好呢？其实这种担心是很有必要的。专家认为，颈部抽动很有可能导致患儿患上颈椎病。

抽动症患儿发病时会频繁地扭头、摇头、挺脖子等，这些动作过于频繁可能导致颈椎错位或局部肌肉紧张，生理弯曲变形，从而产生颈椎病。就像在办公场所常低头工作易导致颈椎病一样。抽动症患儿患颈椎病是频繁抽动对颈椎的伤害所致，所以最有效的办法就是，及时合理地治疗颈部抽动症。专家建议颈部抽动患儿在接受药物治疗的同时，可以考虑接受肩颈部位按摩，缓解局部肌肉紧张，减轻各种抽动症状对于颈椎的压力，尽量保护颈椎不受伤害。

### 14. 如何区分咽炎和喉部抽动

有的孩子感冒好后已经好几个月，但是一直有清嗓子的习惯，后来去医院检查，医生认为可能是感冒后遗症引起的咽炎，可是孩子吃了些消炎药后还是不见好。后来孩子被诊断为患了喉部抽动。那么如何判断孩子是否是喉部抽动呢？

一般来说，咽炎和喉部抽动都有可能导致孩子出现清嗓子的习惯。作为家长，该如何将这两者加以区别呢？

专家指出，儿童患上呼吸道感染后，常常遗留下咽部炎症，而炎性分泌物的增加及咽后壁滤泡的增生，使患儿自觉咽部有异物感，想用力清除掉，因此出现"吭吭"的清嗓子声音；有的可吐出痰样分泌物，而大部分是干咳。检查可见咽部和扁桃体红肿，咽后壁多见颗粒状结缔组织增生；急性期还有发烧、咽痛等症状，用消炎药及抗感冒药可使症状减轻。

但有以下情况时需考虑喉部抽动的可能：

（1）在没有上呼吸道感染的情况下出现"吭吭"清嗓子声，且声音高亢、响亮，若认真分辨，其声音有故意放大的感觉；

（2）伴有眼、眉、鼻等异常动作，不能长时间控制，且反复发作，持久不愈；

（3）检查咽部无异常，抗菌、抗炎药治疗均无效。

### 15. 哪些人更容易患抽动症

抽动症是一种可以延续至成年的疾病。大部分到青春期可自行缓解，但不排除少数患儿症状会逐渐加重。因为在学习期及性格形成期反复发病，所以很容易影响学习成绩，使孩子性格扭曲及精神行为发生异常。若不及时治疗，常造成症状迁延，甚至延续至成年，导致终身疾患。

一般来说，易患多发性抽动症的人群主要有以下几类。

（1）从年龄方面，学龄前期及学龄期为抽动症发病高峰人群。大多数起病在5~12岁，90%在10岁以前第一次起病。

（2）从性别方面，抽动症的发病率，男性明显多于女性，男女比例约为4：1~6：1。早产儿、难产儿更易患多发性抽动症。

（3）其他还有性格内向、行为异常、胆小敏感、性情执拗、人格发育不全的孩子、家族中有类似病例及有精神行为异常病例的孩子亦是易患抽动症的人群。

### 16. 感冒会诱发或加重抽动症的症状，那么抽动症患儿该如何更好地预防感冒呢

众所周知，感冒是儿童抽动症的诱发原因之一，当服药使大部分症状得到控制后，一次外感也可以使症状加重。所以预防感冒对于儿童，尤其是抽动症患儿来说，非常重要。预防感冒，专家建议可以从以下几方面做起。

（1）合理饮食加适量运动以提高机体免疫力，及时加减衣服避免着凉或受热。

（2）流感流行期间，儿童不到或尽量少到公共场所。

（3）儿童有感冒症状也不要着急，尽快用药物控制症状。用抗病毒药物，目前以中药汤剂效果最好，以减轻或防止病毒血症，保护脑组织，防止儿童抽动症的再发或加重。

### 17. 怎样才能避免抽动症患儿情绪波动

儿童抽动症一般在学龄前起病，但确诊多在学龄期，这时的儿童已经具备了一定的思考判断能力，家长要以适当的方式将此病告诉孩子。当患儿知道自己的疾病后，能够建立良好的心态来对待，对疾病的康复是很有好处的。那么，儿童该如何避免情绪波动，保持良好的心态呢？

（1）积极配合家长和医生的治疗，树立战胜疾病的信心，确信自己的病是可以治好的。

（2）了解自己不可控制的症状是因疾病而导致的，就像头痛时捂头一样自然，同学们是可以理解的，不要自己看不起自己，主动和同学交往，以增进友谊。

（3）当抽动症影响患儿学习，使成绩下降时，要知道这只是暂时的，通过加倍努力后会赶上来。患儿能够和其他同学一起学习、毕业就可以证明自己有毅力、有能力。

（4）平时少看电视，不玩游戏机，不看恐怖影视剧。和同学和善相处，不打架斗殴，尽量控制自己的不良冲动行为。

（5）预防感冒，早睡早起，锻炼身体，及时增减衣服。

（6）在公共场所，别人用不同的眼光看你时，你只管用天真的眼光看着他。

## 18. 抽动症患儿可以喝牛奶吗

抽动症患儿的饮食一直是患儿及家属所共同关注的话题，饮食调养对抽动症的治疗有着非常大的影响，也是协助抽动症治疗的重要部分。

据专家介绍，酸性物质可以减少抽动症的抽动发作次数。科学家通过大量的研究也发现，大脑中某种对酸性物质敏感的分子能阻止与抽动症有关的神经系统疾病的发作。那么牛奶作为酸性物质，是否也有助于抽动症疾病的治疗呢？专家认为，多喝牛奶不仅能够提高患者身体抵抗力，减少抽动症的抽动发作次数，还能够减少因服用抽动症药物而产生的不良反应。因为抽动症药物能减少神经元内钠离子浓度，使游离钙增加，而多喝牛奶能够避免患儿因为缺钙而骨折。另外，抽动症患儿常饮牛奶还有以下几大好处。

（1）牛奶含脂肪，微细的脂肪颗粒分散在牛奶中，容易消化吸收。

（2）牛奶中的无机盐主要是钾、磷、钙等。牛奶中的钙比蔬菜更容易吸收利用，因此牛奶是抽动症患儿补充营养的比较好的食用乳类。

（3）牛奶中含糖3%~6%，主要是乳糖。除了脂溶性维生素A、D外，牛奶中还含有核黄素、硫胺素、尼克酸等B族维生素。

（4）牛奶中含3%~4%蛋白质，容易被吸收利用，因此具有比较高的生理价值。牛奶所含蛋白质中的蛋氨酸和赖氨酸含量较高，可以补充氨基酸，从而有效地提高营养价值。

（5）喝牛奶能达到很好的排铅效果。鲜牛奶的蛋白质中含有将近20%的乳清蛋白。乳清蛋白中含有丰富的胱氨酸，这是一种人体必需的物质——谷胱甘肽的前体物。还原型谷胱甘肽是谷氨酸、半胱氨酸和甘氨酸构成的三肽化合物，能与体内的铅结合，形成水溶性的化合物，经由肾脏排出体外，降低铅在体内的毒性。

## 19. 如何通过饮食疗法辅助治疗儿童抽动症

**蜜炖木瓜汤**

**原料**：木瓜100 g，蜂蜜30 g。

**做法**：木瓜洗净，加蜂蜜30 g，水适量，蒸30分钟，去木瓜，分次饮汤，7天一个疗程。

**功效**：具有缓解肌肉抽动，适用于有肌肉抽动（尤其是腹肌抽动），喉间异声等症状的抽动症患儿。

**百合鸡蛋汤**

**原料**：鸡蛋2个，百合60 g。

**做法**：百合60 g，用水浸泡一夜，取之加水3碗，煎煮2碗。然后取鸡蛋2个，去蛋白，蛋黄捣烂，倒入百合汤中拌匀（慢火煮），再加白糖或冰糖适量。分2次，1天内服完。

**功效**：具有养阴润燥，清心安神的功效。原治癔症，现适用于多发性抽动症，伴心脾不足，心神失宁，症见抽动、少眠的患儿，疗效尚佳。

<table>
<tr>
<td style="writing-mode: vertical">百合银耳莲子羹</td>
<td>

**原料**：百合50 g，去心莲肉50 g，银耳25 g，冰糖50 g。

**做法**：百合、莲肉加水适量，煮沸，再加银耳，文火煨至汤汁稍黏，加冰糖，冷后即可服用。

**功效**：具有清心安神的功效，适用于多发性抽动症，尤其是阴虚火旺，抽动兼见脾气急躁、大便偏干等证的患儿。

</td>
</tr>
</table>

<table>
<tr>
<td style="writing-mode: vertical">百合芦笋鸡汤</td>
<td>

**原料**：百合50 g，罐装芦笋250 g，鸡汤500 ml，食盐、味精各适量。

**做法**：先将百合放入温水浸泡，发好洗净，加鸡汤500 ml，加热烧12分钟，再加入芦笋，煮开后加盐、味精即成。

**功效**：具有清心安神的功效。适用于多发性抽动症，症见心烦少眠，好动难静，记忆力减退的患儿。经常服用，有改善睡眠的作用。

</td>
</tr>
</table>

### 20. 对于抽动症患儿的饮食，需要注意些什么

儿童抽动症会给孩子带来很大的痛苦和精神折磨，所以进行积极、有效的预防，减少疾病的困扰，对于患儿来说非常重要。专家认为，生活中的饮食对于疾病治疗有很大的帮助。那么，抽动症患儿的日常饮食需要注意些什么呢？

（1）不适宜吃糖过多

研究表明，吃糖过多，可使患儿变得情绪不稳定、容易激动、爱哭，甚至出现摔东西、毁坏财物的行为。这种现象被医学界称为"嗜糖性精神烦躁症"，危害很大，甚至会导致心理变态。

（2）不适宜吃高血铅的食物

研究表明，高血铅可以诱发儿童抽动症的发生。

（3）**不适宜吃得过咸**

吃得过咸可导致体内钾（钠）盐积蓄，出现反应迟钝、嗜睡等表现。

（4）**适宜吃含钙高的食物**

当血清钙较低时，肌肉、神经兴奋性增强，患儿就会出现手脚抽动现象。另外，还会出现夜间磨牙、易惊等症状。在生活中宜多吃些富含钙质的食物，如牛奶、豆浆、豆类、瘦肉、鸡蛋、绿叶蔬菜等，同时补充鱼肝油（维生素D）。

（5）**适宜多吃含铁的食物**

身体缺铁是导致患儿贫血的主要原因。患儿贫血在临床中常常表现为：皮肤苍白、嘴唇红、精神不集中、头晕、不想吃东西、不爱笑等。生活中应给患儿多吃富含铁质的饮食，如蛋黄、动物肝脏、海产品等。

（6）**适宜多吃含锌的食物**

抽动症患儿缺锌可能会导致食欲不振、厌食、生长发育缓慢，甚至影响智力发育；有的患儿还会出现异食癖。在日常生活中可以通过纠正饮食，多吃些含锌量较多的食物，如坚果类、豆类、动物肝脏、瘦肉、谷类等。

# 第五章 中医名家抽动症治疗经验荟萃

## 一、韩新民医师治疗抽动症经验

### 1.息风涤痰为主，注重治肝

《锦囊秘录》云："风痰多奇症"，"若夫寒痰、湿痰、热痰则易治。至于风痰、燥痰、老痰，则难治也"。韩医师认为本病的主要病机为风动痰扰。其临床表现可见抽动频繁有力，脾气急躁，纳可，大便干结，小便短赤，舌红苔黄，脉弦数。其主要治法为息风涤痰，并自拟息风涤痰汤。常用药物包括石菖蒲、胆南星、天竺黄、炙远志、天麻、钩藤、郁金、菊花、潼蒺藜、蝉衣、蜈蚣、青礞石。其中石菖蒲、胆南星、天竺黄可祛痰息风，清心开窍，炙远志豁痰宁心，安神定志，四药相合，可达息风涤痰之功效。此外，方中天麻、钩藤、郁金、潼蒺藜可疏肝气、平肝阳，菊花、蝉衣可清肝热，蝉衣兼有祛风止痉之功效，蜈蚣为虫类药，可搜风通络止痉，青礞石既可坠痰下气，又可平肝镇惊。全方诸药相合，共奏息风涤痰、平肝阳、止抽动之效，临床疗效颇佳。

### 2.兼调肺脾肾

肺脾肾与风痰的产生有着密切关系，故韩医师临床每在息风涤痰，平抑肝阳的同时，注重调理肺脾肾功能，以绝风痰化生之源。肺气宣降有常，脾气健旺，肾气充盛则痰无以生，风无以动，抽动自止。

抽动症状于外感疾病后反复或加重，兼见鼻塞流涕，咽红咽痛，舌淡红、苔薄白，脉浮数，韩医师认为此多因风痰内盛，外风侵袭，同气相求，肝肺功能失调所致，治疗除息风化痰外，当配合宣肺清热解毒。息风涤痰汤中已有蝉衣，可疏散肺经风热，利咽止痛，临床常加用辛夷、金银花、牛蒡子等加强宣肺利咽解毒之效，以期恢复肝升肺降的气机平衡。

若遇脾失健运，痰浊壅盛者，症见抽动病程较长，症状反复，喉中痰声，形体虚胖，食欲不振，困倦多寐，大便溏，舌胖大，苔白腻，脉弦滑，减去天麻、钩藤、郁金、菊花，多加用白术、藿香、陈皮、法半夏等健脾化痰。

儿童抽动症久病虚实夹杂，常以肾虚肝亢为主，见抽动时作，手足心热，夜寐不安，大便干结，舌红少津，脉细数。治当滋阴潜阳，滋水涵木。韩医师常用六味地黄丸合大定风珠加减。若风痰尚未尽消，与肾虚肝亢相合为病，韩医师多在息风涤痰汤的基础上进行加减变化，酌减息风涤痰之药，加用生地黄、枸杞子、制龟板、生龙骨等，既可滋水涵木，滋阴潜阳，又可祛未尽之风痰。

### 3.辅以补血活血

《素问·五脏生成篇》云："肝藏血，心行之，人动则血运于诸经，人静则血归于肝脏，肝主血海故也。"肝主藏血，为血海，体阴用阳，在体合筋，在窍为目，肝血不足，经脉失养，虚风内动，肢体抽动。此外本病病程多较长，久病多瘀，瘀血阻络，经络失养，均可导致肢体抽动症状久治难愈。韩医师常加用当归、川芎、鸡血藤、赤芍等补血活血之品，一取"治风先治血，血行风自灭"之意，二可活血祛瘀，使经络得通，抽动自止。

### 4.灵活变通，随证治之

儿童抽动症状多变，韩医师在对本病辨证施治的基础上，根据患儿的具体症状灵活地加减变化。眨眼频繁者加用谷精草、密蒙花、青葙子清肝泻热，养肝明目；鼻塞、搐鼻者加用辛夷、苍耳子宣通鼻窍；喉中"吭吭"有声者加用山豆根、藏青果、牛蒡子、射干清热利咽；摇头、耸肩者加用葛根、蔓荆子；

腹部抽动者重用白芍，加用木瓜；四肢抽动者加用伸筋草、鸡血藤、络石藤舒经活络；抽动频繁者，常选加虫类药搜风通络，如蝉蜕、蜈蚣、全蝎、僵蚕等。

# 二、韩斐教授运用"角药"治疗儿童抽动症经验

角药源于《素问·至真要大论篇》"一君二臣，奇之制也"理论，是针对一定的病因、病机、病证，将三味药组合使用以起到协同增效作用的一种配伍方法。角药的组成配伍介于单味药与复方之间，在治疗中往往起到事半功倍的效果。

韩教授认为，抽动症以心神失调为病理基础，肝风痉动为外在表现，肺窍不利为诱发因素，同时受性格、睡眠、呼吸道感染等多种因素的影响，故治疗应从心、肝、肺论治，同时兼顾兼证的治疗；临床善用"角药"针对抽动症的基本病机、显著症状及各种兼证对证施治，疗效确切。韩教授用药精妙，疗效显著，现将其运用"角药"治疗抽动症的经验整理如下，以飨同道。

## 1. 临床运用

### （1）基本药组

**珍珠母、龙骨、牡蛎——镇心安神**

珍珠母味甘、咸，性寒，归肝、心经。《本草纲目》载其可"安魂魄"。其质重入心，有镇惊安神之功；咸寒入肝，有平肝潜阳之用。且性寒清热，兼有清肝明目之效。对抽动症患儿心肝热炽证者尤为适宜。龙骨性平，味甘、涩，入心、肝、肾经。《神农本草经》载"龙骨味甘平，主……小儿热气惊痫"。本品有镇静安神、平肝潜阳功效，可治疗抽动症患儿心神不宁、入睡困难、睡眠欠安等。牡蛎味咸，性微寒，归肝、胆、肾经，具重镇安神、平肝潜阳、收

敛固涩之功,与龙骨合用,一长于镇静安神,一善于平肝潜阳,兼可治患儿自汗、盗汗等证。

镇心平肝是韩教授治疗小儿抽动症的基本法则,此三味药集镇心安神、平肝潜阳于一体,互补互用,相得益彰,切合抽动症的基本病机,又具清肝明目、收涩固汗、宁心助眠等功效,可顾及兼证的治疗。韩教授常用此组角药作为治疗抽动症的基础用药之一,既可调整患儿心主神明功能的失于统摄,又可控制以肌肉抽动为主的肝风痉动。对脾胃虚寒的患儿,需祛性寒镇降之珍珠母,或减少珍珠母、牡蛎用量。

### 白芍、僵蚕、蝉蜕——柔肝息风

白芍味苦、酸,性微寒,归肝、脾经,功效养血调经、敛阴止汗、平抑肝阳。《本草求真》认为“白则能于土中泻木”。本品既能养肝血,柔肝缓急,又可养心血,助心安神。僵蚕味咸、辛,性平,归肝、肺、胃经。《神农本草经》载其“主小儿惊痫、夜啼”。本品味辛行散,兼入肝、肺二经,能祛风通络以止痉,祛痛止痒以止动,散化热痰以定惊,故对抽动症而挟痰热者尤宜。蝉蜕味甘,性寒,归肺、肝经。《本草纲目》谓其“治……小儿噤风天吊,惊哭夜啼”。本品甘寒质轻,既能疏散肺经风热而利咽、透疹、止痒,又长于疏散肝经风热而明目退翳、凉肝息风止痉。

抽动症患儿“抽”和“动”的症状通常幅度相对较弱、力度相对较小,其“风”更符合阴血虚而风动摇的临床表现,故韩教授认为应择取上三味息风作用和缓柔顺之物而非力道彪悍、风燥伤阴之品作为治疗肝风痉动外在表现的基本用药。此组角药均归肝经,具有养血柔肝、息风止痉之功,兼有养阴、化痰、退翳功效,共同缓解患儿“抽”和“动”的症状,并顾及兼证的治疗。

### 苍耳子、白芷、辛夷——通利肺窍

苍耳子味辛、苦,性温,归肺经。《本草备药》谓其“治头痛,目暗,齿痛,鼻渊”。本品温和疏达,味辛散风,苦燥湿浊,善通鼻窍以除鼻塞、止前额及鼻内胀痛，用治鼻塞流涕，甚则不闻香臭者。白芷味辛，性温，归肺、胃、大肠经。《本草纲目》载其"治鼻渊、鼻衄、齿痛、眉棱骨痛"。本品有祛风、散寒、燥湿功效，可宣利肺气、升阳明清气，通鼻窍而止疼痛，故可用于治鼻塞不通、浊涕不止、前额疼痛等证。辛夷味辛，性温，归肺、胃经，功效辛温发散、芳香通窍，其性上达，外能祛除风寒邪气，内能升达肺胃清气，且善通鼻窍，为治疗鼻渊头痛、鼻塞流涕之要药。

此三味均为散风寒、通鼻窍之品，三者相须配伍，取自《济生方》苍耳子散。肺开窍于鼻，鼻居面部中央，在解剖结构上鼻与眼、咽喉、耳等相通，故鼻部不舒不仅会引起鼻部抽动，也会对眼部、嘴部抽动及咽喉部发声产生一定影响，且临床上患儿常有鼻部不适。因此将此组角药作为治疗抽动症的基本用药，防治鼻部慢性炎症，以有助于眼、嘴、喉部症状的治疗。

（2）对证药组

**射干、板蓝根、山豆根——喉咙发音显著**

射干，归肺经，苦寒泄降，清热解毒，有清肺泻火、利咽消肿之功。板蓝根，归心、胃经，以解毒利咽散结见长。山豆根，归肺、胃经，大苦大寒，功擅清肺火、解热毒、消咽肿。

此三味药均味苦性寒，用于清热泻火、解毒利咽、消肿散结。韩教授认为，抽动症患儿的喉咙发音可概括为两大类：一类是清嗽咽喉的声音，另一类是其他怪声或秽语。言为心声，秽语、怪声责之于心，是中医基础理论及临床基本思路，故应从心论治。但循标本兼治原则，韩教授在使用基本角药的同时，常使用此组角药予以利咽，也是针对发清利咽喉声音的一类患儿的对证治疗。另外，针对喉咙发音频繁、音量较大且种类复杂的患儿，韩教授采用"急则治其标"的原则，在处方中佐以本组角药。

**藁本、羌活、川芎——头肩部动作明显者**

藁本，归膀胱经，辛温香燥，性味俱升，善达巅顶，止巅顶疼痛，又能入于肌肉、经络、筋骨之间，祛风、蠲痹、祛湿。羌活，归膀胱、肾经，辛温发散，气味雄烈，有较强解表祛风、胜湿止痛之功，善除上半身头项肩背之痛。川芎，归肝、胆、心包经，辛散温通、活血化瘀、行气止痛，为"血中之气药"，且能"上行头目"，治疗头痛效果甚佳。此三味均有祛风湿、止痛作用，取自《太平惠民和剂局方》神术散。韩教授认为，祛风是治疗抽动症头肩部抽动症状的关键，一则祛除外风有助于平息内风，不使内外合邪而致顽固难愈，与上述"柔肝息风"角药有相辅相成之用；二则不使内风已息但感于外风，外风再引内风而动，致症状反复，影响临床疗效。本组角药均直接作用于头肩，是针对头肩部动作的有效对证治疗方案。故选用善达巅顶止痛之藁本、善走太阳祛风之羌活、善入少阳蠲痹之川芎组为角药，配合通利鼻窍角药中善解阳明疼痛之白芷，共同缓解头肩部抽动症状，体现了"分经论治"的配伍思想，适用于头肩部抽动症见点头、仰头、歪头、耸肩、扭肩者。

**桑叶、木贼、蔓荆子——眼部动作频繁者**

桑叶，归肺、肝经，轻清疏散，疏风止咳，苦寒入肝，可平抑肝阳、清泄肝热，且具甘润益阴明目之效。木贼，归肺、肝经，具疏散风热、明目退翳之功效，主治风热上攻之目赤肿痛诸证。蔓荆子，归膀胱、肝、胃经，辛散微寒苦泄，轻浮上行，功擅祛风明目。

韩教授临床观察发现，眼部动作往往是抽动症患儿最先出现、最常出现、同时也是最后消退的一组动作，是治疗的难点。选用此三味药以性寒入肝，清疏明目。其中桑叶偏甘润，木贼偏疏散，蔓荆子偏升清，结合柔肝息风角药蝉蜕以凉肝息风明目，清中寓补，升中有降，适用于抽动症眼部动作显著或久治不愈者，症见眨眼、翻眼、挤眼、斜眼、转眼珠等。

**首乌藤、合欢皮、石菖蒲——入眠慢、眠不实者**

首乌藤，归心、肝经，能补阴养血、养心安神，适用于阴虚血少之失眠多梦、心神不宁，兼可养血活络、祛风止痒。合欢皮，归心、肝、肺经，善解肝郁，能使五脏安和、心志欢悦、安神解郁。石菖蒲，归心经，可开心窍、益心智、安心神、聪耳明目。此三味药均具安神助眠之功。睡眠障碍是抽动症患儿的一种常见的突出表现，也是心神失调必见症状，可见入眠慢、眠易醒、多梦或梦话多、眠不实、来回翻滚、眠中磨牙，严重者伴眠中出声、眠中抽动等。一方面，睡眠质量欠佳会导致病情加重；另一方面，病情越重患儿睡眠也越困难，导致恶性循环。因此，韩教授临证重视改善患儿睡眠，并在处方中针对性佐以本组角药。

## 【小结】

抽动症是一种在儿童及青少年时期出现的慢性神经精神性疾病。其病机复杂，症状纷繁多变，病情迁延难愈，并易伴发多种病症，严重影响患儿身心健康。韩教授认为，本病应从心、肝、肺论治，同时顾及兼证。韩教授运用角药不拘泥于"一君二臣"固定模式，常随证变化为"二君一臣"或"三者相须"的配伍方式。角药的组成介于单味药与复方之间，药效叠加，药力集中。当然，临床对于上述角药还需注意辨证使用，并注意掌握药物的毒性、寒热和药量的分寸。

## 【典型病例】

患儿，女，12岁，2014年4月18日初诊。眨眼，喉中出声，鼓肚子，曾服静灵口服液、氟哌啶醇控制。现服氟哌啶醇2 mg，3次/日，抽动症状未明显控制。刻下：喉中频繁出细小的"啊"及"嗯"声，眨眼，胳膊动，吸肚子，脾气烦急，胆小，纳、眠可，大便偏干、二三日一行，舌质红，苔薄白，脉弦滑，咽红。外院脑电图显示正常。诊断：抽动症，辨证为心神失调，肝火炽盛型。治以镇心疏肝、清热泻火。处方：珍珠母（先煎）、煅龙骨（先煎）、煅牡蛎（先煎）各30 g，酸枣仁20 g，柏子仁20 g，柴胡9 g，白芍12 g，僵蚕20 g，蝉蜕9 g，苍耳子9 g，辛夷9 g，地龙9 g，石斛15 g，凌霄花9 g，荆芥9 g，丹参12 g，蔓荆子9 g，密蒙花9 g，麦冬12 g，板蓝根12 g，牛蒡子9 g。每日1剂，水煎服。

2014年5月23日二诊：服30剂后患儿喉中出声及眨眼明显减少，仍有胳膊动，紧张时脚趾动，偶有嘴动，大便一二日一行。氟哌啶醇自行停用。予上方减板蓝根、牛蒡子、麦冬、蔓荆子、密蒙花、石斛，加首乌藤20 g、石菖蒲9 g、桑枝9 g、藁本9 g、牛膝9 g。以此方加减治疗6个多月后临床治愈。

## 三、马融教授治疗儿童抽动症经验

### 1.脾虚痰盛证用涤痰汤

涤痰汤源于《奇效良方》卷一，原方组成包括胆南星（姜制）、半夏（汤洗七次）、枳实（麸炒）、茯苓（去皮）、橘红、石菖蒲、人参、竹茹、甘草，临床多用于治疗脑出血、认知障碍、癫痫等疾病，具有豁痰息风、醒脑开窍之功效。马教授在此方基础上加天麻、川芎、羌活、铁落花、煅青礞石、煅磁石、龙骨、牡蛎、麸炒僵蚕、党参、全蝎以助平肝息风。临床多应用于抽动症症状明显，影响日常生活如全身一过性激灵样抖动、面部表情狰狞、肚鼓似蛙、肢体大幅度抽动，或抽动症状多且病程长，或脾气急躁易怒、胆小，或每因受到批评、无故烦躁、紧张后症状明显者。多因痰蒙心窍，心神被扰，神志异常以致躯体抽动明显，或痰浊阻滞，经络失养以致抽动症状幅度大。脾气急躁者加玫瑰花、佛手，经脉拘急者加秦艽、独活，夜间睡眠辗转者加酸枣仁、炙远志等。

### 2.肝阳上亢证用天麻钩藤汤

天麻钩藤汤源于《小儿卫生总微论》卷五，原方组成包括钩藤、天麻、蝉蜕（去土）、防风（去芦并叉枝，切）、人参（去芦）、麻黄（去根、节）、僵蚕（去丝、嘴，炒黄）、蝎尾（去毒，炒）、甘草（炙）、芎藭、麝香（研），临床多用于治疗高血压、偏头痛等肝阳上亢型病证，有平肝息风之效。马融教授在此方基础上去麻黄、人参、防风、麝香等，加桑枝、菊花、石决明、龙骨、牡蛎、枳壳等，用于治疗面部抽动明显如眨眼、皱鼻子、张嘴、挤眼睛、翻眼睛、吸鼻子、皱眉、鼓腮，或有耸肩、清嗓子等躯体或发声性抽动。此证患儿肝阳亢盛，上扰清阳，或发头痛眩晕，或发面部抽搐，寐少梦多，舌质红苔黄或薄黄，脉弦或弦数。吸鼻子者加辛夷、白芷，张嘴者加制白附子、全蝎。

### 3.热伤阴证用定摇汤

定摇汤系马教授通过总结多年的临床经验，结合患儿体质及症状，以郑友谅教授息风定摇汤为基础加减而成。息风定摇汤组成为柴胡、地骨皮、玄参、车前子、桑白皮、桃仁、法半夏、天竺黄，治疗痰湿阻滞，久而化热，伤及肝阴，阴虚风动，上犯清空之证，有养阴清热、利湿化痰息风功效。马教授多用此方治疗临床表现为扭脖子、摇头、点头等以颈肩部位肌肉不自主抽动为主证者，病程短者适宜。马教授认为小儿肝常有余、肺常不足，故在原方基础上加天麻、竹茹、伸筋草、木瓜、炙远志、葛根、石菖蒲、全蝎以增强清热化痰、舒筋活络，缓解颈肩部筋脉拘急。吸肚子者加白芍以柔肝敛阴，肢体躯干绷劲者加乌鞘蛇。

### 4.阳不利证用柴胡桂枝龙骨牡蛎汤

柴胡桂枝龙骨牡蛎汤出自《伤寒论》，组成为柴胡、龙骨、黄芩、生姜、铅丹、人参、桂枝（去皮）、茯苓、半夏（洗）、大黄（切）、牡蛎（熬）、大枣（擘）。主治伤寒往来寒热，胸胁苦满，烦躁易怒，时有谵语妄言，临床多用于治疗失眠、焦虑、癔病、神经官能综合征、更年期综合征等以胸胁苦满、狂烦易惊为主证者。马教授临床应用时减铅丹、人参、茯苓、生姜、大黄，加党参、黄芩、白芍、地龙、麸炒僵蚕、干姜、煅磁石、清半夏，更加注重和解少阳，重镇安神。病位在肝胆，胆腑寒热偏盛，郁而痰生，肝胆枢机不运，上扰心神，蒙蔽清窍，临床表现为无明显诱因出现烦躁易怒、任性胆小、敏感、寐欠安、易辗转，或伴呕吐泛酸、头晕耳鸣、口苦、纳食少等。呕吐者加沉香、旋覆花，纳食少者加砂仁、鸡内金。

### 5.亏风动证用益智宁神汤

益智宁神汤源于杨丽新教授自拟汤剂，原方组成为熟地、黄芪、白芍、龙骨、五味子、远志、石菖蒲。杨教授认为多动障碍主因脏腑功能不足、阴阳失调所致，脾肾亏虚为本，肝阳亢盛为标。马教授临床应用时减黄芪、白芍、龙骨、五味子，加紫河车、泽泻、黄连，用于治疗抽动症合并多动障碍或智力发育迟缓者。方中紫河车补肾添精，益气养血，可以增智、提高注意力；泽泻利水渗湿、泄热；黄连清热泻火。身体不自主扭动者加伸筋草、木瓜，夜间身热盗汗者加酸枣仁、黄柏、知母。

### 6.风热犯肺证用银翘散

银翘散出自《温病条辨》，组成为连翘、金银花、桔梗、薄荷、竹叶、甘草、荆芥穗、淡豆豉、牛蒡子。适用于风热表证，具有辛凉透表、清热解毒之效。马教授基于"小儿为至阳之体""肺常虚"的观念，认为小儿肺卫不固，常感受风邪，外风引动内风，气机郁阻经络，发为抽搐，小儿感受风热之邪，易从阳化热，肺气失宣，发为咽痛；风善行而数变，侵犯目睛，发为眼痒。易感受风热之邪的患儿多出现眨眼、清嗓子、喉中异声等抽动症状，查体可见咽红、结膜红，苔薄白或薄黄，脉浮。眨眼者加菊花、青葙子，清嗓子者加金果榄、胖大海。

## 四、刘喆教授腹背交替针刺治疗慢性抽动症经验

刘教授认为，阴阳失衡为本病之根本，治疗应以调和阴阳为准则，故采用腹背交替针刺法，即一次治疗以腹部穴位为主、下次治疗取背部穴位为主，如此交互反复。腹阴背阳，交替针刺，抑阳扶阴以调畅全身气机及阴阳平衡。腹部选取天地穴（中脘、天枢、关元）补脾益肾。背部主选至阳通阳化湿，筋缩

以平肝息风、宁神镇痉。同时根据患儿情况灵活选用背俞穴：心神不宁、失眠多梦者，加用心俞、肾俞；脾胃不振、湿滞纳呆者，加用脾俞、胃俞；急躁易怒者，加用肝俞。头部选百会、四神聪用以开窍醒脑、安神定志。患儿俯卧位时，加用脑三针（脑户、双侧脑空），此三穴对应小脑平衡区，可调节动作失调、爆发性言语、眼球震颤等，具降浊升清、清热镇痉之效。辅以风池平肝潜阳、祛风定颤。上肢针合谷取"面口合谷收"之意，又可清热通络。下肢针太溪以补肾滋阴；三阴交为足三阴经交会穴，针其以健脾、平肝、滋肾。再根据临床实际，随证加减：眨眼为主者，加针攒竹、丝竹空以疏调眼周气血，息风止痉；喉间声显者，针廉泉；颈部抽动者针双侧扶突；心神不宁、躁动不安者，针神门、内关以宁心安神。

**【具体操作】**

腹部针刺为主时，先嘱患儿坐位，以1寸针向鼻尖斜刺双侧风池，押手置于针体下方，刺手快速捻转针体，引气上行传导至癫顶。患儿出现针感后留针3秒出针。再嘱其仰卧，直刺腹部穴位。背部针刺为主时，平刺脑三针，直刺至阳、筋缩、合谷、三阴交、太溪及背俞穴。两种体位皆顺经平刺百会、四神聪。其中至阳、筋缩行捻转泻法，太溪、背俞穴行捻转补法，其余穴位平补平泻，头皮针不宜提插。留针30分钟，每隔10分钟行针一次。其间密切关注患儿情况，以免其擅自或因出现不适而改变姿势体位。

**【结语】**

刘教授认为，抽动症多在机体脏腑娇嫩，形气未充时发病，故多见于儿童。小儿"脾常不足"，兼之家属喂养不当，初损脾胃，症状不显；待到土虚木亢，木亢生风，症状显现，如眨眼、发怪声等。若家属或本人未引起重视不治疗，抑或治疗不当，病程日久，损及于肾，水不涵木，虚风内动，症状愈显，反复缠绵。现代医学认为发声障碍可能与扣带回、基底节及脑干的不规则放电有关，故治疗多用抗癫痫药或镇静安神药，长期服用对机体有一定副作用。而针灸治疗抽动症简便易行，基本无副作用，疗效颇佳，值得推广。治疗上以平肝息风为主，辅以健脾行气，同时要特别注意病程日久后患儿伤阴程度，及时加以滋阴。并嘱患儿放松心情，正确看待其症状表现，切勿太过忧虑。家人朋友亦要给予关心鼓励，及时就医以免延误，既可使其处于良好的精神状态，对治疗有信心，治疗效果也会更进一步。

**【典型病例】**

巴某，男，24岁，2016年10月16日初诊。患者诉其自儿童时期起（具体年岁已忘）便出现不自主喉间清嗓声，情绪紧张时加重，偶有快速眨眼。当时并未引起重视及治疗。多年来偶有发作，近1年来症状加重，喉间发声及眨眼的发作频率增加，对其正常生活造成影响。曾至多所医院就诊，经检查无其他神经异常及器质性病变后未接受治疗。患者就诊时面带忧虑，精神紧张，自诉多梦易怒，晨起口苦口干，纳差纳呆，大便时有偏干，小便正常。诊其舌红有芒刺，苔薄黄，脉弦。刘教授接诊分析后，诊为慢性抽动症，证型为肝肾阴虚，治疗除平肝健脾外，加以滋阴。治疗选穴：俯卧位取脑三针、百会、四神聪、神道、至阳、筋缩、心俞、膈俞、肝俞、肾俞、太溪；仰卧位取攒竹、阳白、水沟、廉泉、中脘、天枢、气海、合谷、神门、三阴交。俯仰位交替进行，每次留针30分钟，隔10分钟行针一次，针毕后辅以背俞穴拔罐祛湿通络。针罐结合隔2天治疗一次，患者罐印深紫，可见体内瘀滞较重。治疗2次后症状减轻，发作频率明显减少，睡眠食欲等皆有所改善。3周后患者自觉好转结束治疗。

## 五、王素梅教授运用"角药"治疗儿童抽动症共患病经验

随着近年临床研究发现，抽动症往往共患注意缺陷多动障碍、遗尿等其他疾病。王教授在指导临床用药时，对抽动症及其共患病的治疗有独特的思路

和见解，不仅专注于抽动症自身发病特点用药，对其共患病也针对性地遣药组方，以角药来治疗抽动症共患病，并取得了良好疗效。现将王教授用药规律进行总结，并分析探讨王教授所用角药的内涵，以期掌握儿童抽动症共患病的临床用药规律。

### 1.运用"角药"治疗儿童抽动症共患注意缺陷多动障碍

注意缺陷多动障碍的主要临床表现包括注意力障碍、活动过度和冲动控制力差三大症状，该病可归于"躁动""失语""健忘"范畴。王教授运用五脏所藏理论结合小儿生理、病理特点，分析了抽动症共患注意缺陷多动障碍患儿的临床表现，认为在抽动症共患注意缺陷多动障碍的发病中，心肝脾肾起着重要作用。小儿心肝常有余，脾肾常不足，受外邪、饮食、情志等因素的影响，易出现脾虚肝郁，心肾不足，从而郁化风火，酿生痰浊，阴阳失衡，导致患儿出现躯体肌肉抽动，多动，冲动，注意力不集中等证候。故王教授以脏腑、阴阳辨证为纲，治疗上以调和阴阳，健脾平肝，宁心安神，化痰开窍为法。常于辨证论治抽动的基础上，加"角药"治疗ADHD不同症状，疗效确切。

**石菖蒲、远志、郁金——异类相使**

王教授认为，抽动症共患注意缺陷多动障碍患儿表现为注意力不集中者多为脾虚痰聚，痰浊蒙蔽心包所致。其病位在心、脾，故选用角药石菖蒲、远志、郁金以豁痰开窍，宁心安神。其中石菖蒲化湿豁痰，《神农本草经》言其能"开心孔，补五脏，通九窍，明耳目"。远志既能开心气而宁心安神，又能通肾气而强志不忘，兼能祛痰涎，利心窍。郁金解郁开窍，凉血清心。《本草备要》言其能"凉心热，散肝郁"。三药相配，既能化湿豁痰开心窍，又能清心解郁而宁神。此为异类相使，共达协同或互补作用。

**龟板、生龙齿、珍珠母——阴阳配伍**

角药在"阴阳和"生理与"阴阳错"病理的状态医学中，具圆机活法。王教授指出阴主静、阳主动，若脏腑阴阳失调则会出现情志、动作方面的失常表现。对于抽动症共患注意缺陷多动障碍患儿表现为多动、冲动任性者，多为脾虚肝旺，或肾精不足，肝阳偏亢，魂不守舍所致。王教授常用角药龟板、生龙齿、珍珠母等介壳重镇类药以平肝息风。其中龟板既能滋补肝肾之阴，又可潜降肝阳而息内风，且龟板为血肉有情之品，有补血养心之效。生龙齿可镇惊安神，清热除烦，《药性论》曰其可"镇心，安魂魄"。珍珠母平肝潜阳，安神定惊。三药相合，共收补肾镇肝，滋阴潜阳之功，使亢阳潜而心肝宁，为王教授治疗所推崇的角药。

### 青礞石、大黄、黄芩——升降相因

对于抽动症共患注意缺陷多动障碍患儿表现为性情执拗冲动、急躁易怒甚或有攻击性行为者，其临床表现变化多端，抽动动作常交替出现，而患儿冲动、急躁、攻击等行为障碍，往往会加重抽动方面的症状。王教授认为多与顽痰留滞，五脏过极化火，痰火胶结引动内风有关。临证运用涤痰顺气法，常选用角药青礞石、大黄、黄芩。其中青礞石质重沉坠，以降为要，重在祛邪，功专下气坠痰，兼可平肝镇惊，为治顽痰之要药。大黄苦寒，荡涤实热，开痰火下行之路。黄芩性偏上，具升发之性，苦寒泻火，消除痰火之源。三药相配，一清上热之火，一开下行之路，升降相因，有正本清源之意。

### 半夏、陈皮、胆南星——相须相使

若抽动症共患注意缺陷多动障碍患儿病程迁延反复，或临床症状平稳，但仍有抽动伴多语多动表现者，王教授认为此为风痰扰动所致。病位主要责之于脾，小儿脾常不足，脾虚失健，水湿不化，湿郁阻滞，或恣食肥甘，湿遏成痰，痰湿壅盛，扰动心神，出现静谧不足而神思涣散，兴趣多变；且肝脾两脏相互影响，脾虚易致肝亢，土虚木侮，故小儿多动难静。常选用角药半夏、陈皮、胆南星相须相使。其中半夏善燥湿化痰。陈皮既可理气行滞，又能燥湿化痰。胆南星功善清热化痰，息风定惊，《本经逢原》言"南星、半夏，皆治痰药也"。三药相伍，共奏健脾理气，祛湿化痰之功。

## 2. 运用"角药"治疗儿童抽动症共患遗尿

王教授对于抽动症共患遗尿的治疗有其特殊的思路与见解。儿童抽动症大多表现为脾虚肝亢之象，基于五脏生克相关理论，脾气虚则水道制约无权，所谓"上虚不能制下"，故溺不禁也；或为肾气虚冷，膀胱失约，以致遗尿。诚如《诸病源候论·小儿杂病诸候·遗尿候》曰："遗尿者，此由膀胱有冷，不能约于水故也。……肾主水，肾气下通于阴，小便者，水液之余也，膀胱为津液之腑，既冷气衰弱，不能约水，故遗尿也"。王教授在临证治疗抽动的同时因证添加不同"角药"以止遗。

### 桑螵蛸、龙骨、五味子——补敛兼顾

抽动症共患遗尿患儿，临床见梦中遗尿，寐不安宁，小便清长，性情急躁者，此为肾阴不足，心肾失交所致。王教授习用角药桑螵蛸、龙骨、五味子补敛兼顾。其中桑螵蛸固精缩尿。龙骨生用可镇心安神，平肝潜阳，煅用可收敛固涩。五味子酸甘温，入肺、心、肾经，与桑螵蛸、龙骨同用，既可补益心肾，又能宁心安神。

### 乌药、益智仁、山药——药色相配

抽动症共患遗尿患儿，症见夜间遗尿，日间尿频而量多，平素易感冒者，多因小儿肺脾肾常不足，火不暖土，肺脾气虚，不能制下，膀胱失约所致。王教授善用乌药、益智仁、山药组成角药，此三味药的配伍源自缩泉丸，原方由天台乌药、益智仁组成，别用山药炒黄研末。其中乌药温肾暖膀胱，以蒸运脾土，土旺则金生，无区于保肺。益智仁以缩尿见长。乌药色黑入肾，益智仁色白入肺，二者相配，可肺肾双补，金水相生。山药补脾肺肾气，略兼收涩之功，既补后天以养先天，又补土有助于生金。三药药色相配，既可固肺益表治其标，又能补益脾肾治其本。

### 补骨脂、巴戟天、肉苁蓉——相须为用

王教授对于抽动症共患遗尿患儿表现为遗尿日久，次数较多，兼见

虚寒诸证者，善用角药补骨脂、巴戟天、肉苁蓉以补命门之火，暖下元虚寒。其中补骨脂温阳补肾，《药性论》言其"止小便利，腹中冷"；巴戟天、肉苁蓉温补肾阳以暖膀胱。三药合用，脾火旺土强，散膀胱之阴寒，则遗尿自愈。

## 【结语】

"药有个性之特长，方有合群之妙用。"可以说，角药是方剂的基础与灵魂。通过对角药的研究，有利于深刻剖析方剂配伍的精髓；有利于客观认识从单味药再到角药，最终形成组方的过程，从而建立从简单到复杂、由单个到系统，逐层递进的研究思路和方法。这既是中药研究的要求，也是中药特色的体现。

儿童抽动症是一种慢性神经精神障碍性疾病，以运动性、发声性抽动为主要表现，常共患注意缺陷多动障碍、遗尿等病，导致临床表现复杂多变，病程延长。经过长期临床实践，王教授认为治疗抽动症共患病当从心、肝、脾、肾入手，基于五脏辨证理论来合理选择角药。

王教授在选取药物组成角药时有以下几个特点：①运用独立成方之角药。此种角药在从前的经方中就常运用到，如前文中提到的缩泉丸。经方中蕴含着丰富的角药配伍知识，王教授善于总结，博采众长，并运用于临床治疗，逐渐形成治疗某种疾病的专药。②由独立成方化裁而来。如角药桑螵蛸、龙骨、五味子源自桑螵蛸散，王教授在前贤医家基础上，根据小儿发病及生理病理特点，结合自己的临床实践，选取性味归经主治更有效的药物来配伍，通过对原方药物的增减，形成固定的角药，风格独特，颇具巧思，是对经方中角药的扩展与创新。③以辨证论治为前提，以中药气味、性能、归经、七情为配伍原则，将阴阳相配、升降相因、异类相使等制备方法则皆用于角药之中，可谓出奇制胜，融会贯通。